Emilie Brenaut

Analyse sémiologique du prurit dans 5 dermatoses

Emilie Brenaut

Analyse sémiologique du prurit dans 5 dermatoses

Etude prospective sur 150 patients faite à partir d'un questionnaire

Presses Académiques Francophones

Impressum / Mentions légales

Bibliografische Information der Deutschen Nationalbibliothek: Die Deutsche Nationalbibliothek verzeichnet diese Publikation in der Deutschen Nationalbibliografie; detaillierte bibliografische Daten sind im Internet über http://dnb.d-nb.de abrufbar.

Alle in diesem Buch genannten Marken und Produktnamen unterliegen warenzeichen-, marken- oder patentrechtlichem Schutz bzw. sind Warenzeichen oder eingetragene Warenzeichen der jeweiligen Inhaber. Die Wiedergabe von Marken, Produktnamen, Gebrauchsnamen, Handelsnamen, Warenbezeichnungen u.s.w. in diesem Werk berechtigt auch ohne besondere Kennzeichnung nicht zu der Annahme, dass solche Namen im Sinne der Warenzeichen- und Markenschutzgesetzgebung als frei zu betrachten wären und daher von jedermann benutzt werden dürften.

Information bibliographique publiée par la Deutsche Nationalbibliothek: La Deutsche Nationalbibliothek inscrit cette publication à la Deutsche Nationalbibliografie; des données bibliographiques détaillées sont disponibles sur internet à l'adresse http://dnb.d-nb.de.

Toutes marques et noms de produits mentionnés dans ce livre demeurent sous la protection des marques, des marques déposées et des brevets, et sont des marques ou des marques déposées de leurs détenteurs respectifs. L'utilisation des marques, noms de produits, noms communs, noms commerciaux, descriptions de produits, etc. même sans qu'ils soient mentionnés de façon particulière dans ce livre ne signifie en aucune façon que ces noms peuvent être utilisés sans restriction à l'égard de la législation pour la protection des marques et des marques déposées et pourraient donc être utilisés par quiconque.

Coverbild / Photo de couverture: www.ingimage.com

Verlag / Editeur:
Presses Académiques Francophones
ist ein Imprint der / est une marque déposée de
OmniScriptum GmbH & Co. KG
Heinrich-Böcking-Str. 6-8, 66121 Saarbrücken, Deutschland / Allemagne
Email: info@presses-academiques.com

Herstellung: siehe letzte Seite /
Impression: voir la dernière page
ISBN: 978-3-8416-2476-5

Copyright / Droit d'auteur © 2013 OmniScriptum GmbH & Co. KG
Alle Rechte vorbehalten. / Tous droits réservés. Saarbrücken 2013

Remerciements aux membres du jury de cette thèse

A Monsieur le Professeur Laurent Misery
Vous avez dirigé ce travail et accepté de présider cette thèse, je vous en remercie et j'en suis d'autant plus touchée que vous faites partie des spécialistes reconnus dans le domaine du prurit. Soyez assuré de ma profonde reconnaissance et de l'admiration pour vos compétences cliniques ainsi qu'en recherche. Vous avez beaucoup contribué à ma formation dermatologique.

A Monsieur le Professeur Phong Dam Hieu
Vous me faites l'honneur d'accepter de juger ce travail. Soyez en sincèrement remercié.

A Monsieur le Professeur Serge Timsit
Vous me faites l'honneur d'accepter de juger ce travail. Recevez l'expression de ma respectueuse gratitude.

A Madame le Docteur Claire Abasq
Tu me fais l'honneur de participer au jury de cette thèse. C'est une chance d'avoir pu apprendre la dermatologie à tes côtés, d'avoir profité de tes connaissances et ta rigueur dans le travail.

Remerciements à ceux qui ont contribué à ce travail

Au Docteur Ronan Garlantezec
Merci pour ton aide indispensable et ta disponibilité pour l'analyse statistique des données, dans cette thèse mais aussi dans mon mémoire de DES.

A Karen Talour
Merci pour ta contribution à proposer les questionnaires aux patients.

Table des matières

1 Introduction   1

I   Le prurit   3

1 Généralités   4
    1.1   Définitions 4
    1.2   Etiologies 5
    1.3   Le grattage 5

2 Physiopathologie   7
    2.1   Organisation générale 7
    2.2   Les voies de transmission 7
       2.2.1   Les cellules impliquées 7
       2.2.2   Terminaisons nerveuses et neurones afférents 7
       2.2.3   Les théories du prurit 8
       2.2.4   Transmission médullaire 9
    2.3   Les médiateurs 10
       2.3.1   Médiateurs entraînant la stimulation des fibres nerveuses . . . 11
       2.3.2   Médiateurs intervenant dans la modulation du signal : augmentation de la sensibilité 12
       2.3.3   Médiateurs intervenant dans la modulation du signal : diminution de la sensibilité 13
       2.3.4   Médiateurs activant les mastocytes 14
       2.3.5   Médiateurs de mécanisme inconnu 14

3 Prurit et douleur   15
    3.1   Similitudes 15
    3.2   Différences 15
       3.2.1   Clinique 15
       3.2.2   Anatomique 16
    3.3   Interactions 16

4 Classification   17
    4.1   Classification neurophysiologique 17
    4.2   Classification clinique basée sur la sémiologie 18
    4.3   Classification clinique basée sur l'étiologie 19

5 Exploration fonctionnelle   20
5.1 Evaluation objective   20
5.1.1 Quantification du grattage chez les patients   20
5.1.2 Quantification du grattage dans les modèles animaux   21
5.2 Evaluation subjective   21
5.2.1 Echelles de mesure   21
5.2.2 Retentissement sur la qualité de vie   22
5.2.3 Mesure qualitative   23

II Questionnaire d'évaluation qualitative du prurit   25

1 Méthodes   26
1.1 Objectifs   26
1.2 Elaboration du questionnaire   26
1.3 Recrutement des patients   27
1.4 Analyse statistique   27

2 Résultats   28
2.1 Population   28
2.2 Chronologie   30
2.3 Traitements   34
2.3.1 Dans l'eczéma   34
2.3.2 Dans le psoriasis   34
2.3.3 Dans la gale   34
2.3.4 Dans la dermatite atopique   35
2.3.5 Dans l'urticaire   35
2.4 Caractéristiques du prurit   35
2.5 Intensité   38
2.6 Effet des activités   38
2.7 Grattage   44
2.8 En résumé   49

3 Discussion   50
3.1 Population   50
3.2 Chronologie   51
3.2.1 Prurit aigu et chronique   51
3.2.2 Survenue dans la journée   52
3.3 Traitements   52
3.4 Caractéristiques   52
3.4.1 Dans la dermatite atopique   52
3.4.2 Dans le psoriasis   53
3.4.3 Dans la gale   54
3.5 Intensité   54
3.6 Activités   54
3.7 Grattage   56
3.7.1 Sensation de plaisir   56

	3.7.2 Lésions de grattage 57
3.8	Dans la littérature. 57
3.9	Intérêts, limites et perspectives 58

Conclusion   60

Annexes   61

Bibliographie   68

Chapitre 1

Introduction

Le prurit est un signe fonctionnel, défini en 1660 par le médecin allemand Samuel Hafenreffer comme une « sensation désagréable conduisant au besoin de se gratter ». C'est un mécanisme physiologique de protection de soi, comme les autres sensations cutanées (douleur, toucher, froid, chaleur), qui aiderait la peau à se défendre contre des agents externes nuisibles (comme les plantes ou les parasites). Tout le monde a déjà ressenti ce symptôme au cours de sa vie, par exemple après une piqûre d'insecte. Ce symptôme très souvent présent en dermatologie s'associe à de nombreuses dermatoses comme la dermatite atopique, l'urticaire, le psoriasis mais aussi à des maladies générales comme l'insuffisance rénale chronique ou la cholestase. La perception subjective du prurit est une expérience émotionnelle complexe. Elle est influencée par de nombreux facteurs et pas seulement par l'intensité du stimulus ou la sévérité de la dermatose.

Plusieurs études ont évalué l'aspect quantitatif du prurit, par des mesures des mouvements de grattage ou des échelles visuelles analogiques. En revanche, l'évaluation qualitative est plus difficile et ne fait l'objet d'études que depuis une dizaine d'années. Darsow et al. [1] ont notamment analysé le prurit de la dermatite atopique en créant « l'Eppendorf Itch Questionnaire ». Ensuite d'autres équipes ont analysé le prurit de la dermatite atopique, du psoriasis ou de l'urticaire chronique. L'étude qualitative du prurit est rendue difficile par le fait qu'il n'existe pas de questionnaire validé, en particulier francophone.

Les mécanismes physiopathologiques du prurit (rôles de l'histamine, de l'interleukine 31, du gastrin releasing peptide...) sont différents selon les pathologies, amenant à penser que la sensation de prurit ressentie doit également être différente : c'est ce que nous avons voulu étudier. Pour cela, nous avons élaboré un questionnaire d'analyse qualitative du prurit, puis l'avons soumis à des patients présentant un prurit dans le cadre de maladies variées. Ce travail se divise en deux parties :

1ère partie : Etat des lieux sur le prurit   Nous réalisons un état des lieux sur les connaissances actuelles sur le prurit en abordant : les définitions, les connaissances physiopathologiques, l'interaction entre prurit et douleur, la classification du prurit puis son exploration fonctionnelle.

2^{ème}partie : Questionnaire d'évaluation qualitative du prurit   Dans cette partie nous expliquons le contenu du questionnaire élaboré puis les résultats obtenus qui sont ensuite discutés.

Première partie

Le prurit

Chapitre 1

Généralités

1.1 Définitions

Le prurit est une « sensation désagréable qui conduit au besoin de se gratter ». Dans le langage courant, on parle de "démangeaisons". Dans l'esprit général, les termes "grattage" et "démangeaison" sont souvent synonymes mais le grattage est en réalité la réponse motrice liée au prurit.

Les anglophones possèdent deux mots équivalents à "prurit" en français : "itch" désigne un prurit associé à une maladie cutanée alors qu'aucune dermatose n'est associée au "pruritus" [2]. En pratique, les deux mots sont souvent employés comme synonymes.

Le prurit peut être localisé ou généralisé. Il est ressenti à partir de l'âge de 3 mois. Il existe un prurit physiologique : ce prurit est discret, en général inconscient, n'entraînant pas de désagrément. Il est particulièrement important le soir ou lorsqu'on se dévêt. Chaque individu se gratte de nombreuses fois dans une journée. Le prurit devient pathologique lorsqu'il induit des lésions de grattage ou amène à consulter [3]. Le prurit est une cause de souffrance aussi importante que la douleur, mais il est souvent moins pris en considération que celle-ci.

Le prurit n'est pas une douleur a minima et ces deux sensations s'opposent sur de nombreux points. Il existe des sensations intermédiaires (ou voisines) entre le prurit et la douleur, comme les paresthésies ou les dysesthésies. L'alloknésie est le prurit déclenché ou aggravé par un stimulus normalement non prurigineux. Ce terme est dérivé de l'allodynie, qui est la douleur causée par un stimulus normalement non douloureux. Ceci a été décrit dans la dermatite atopique après une légère stimulation par des fibres de laine dans une zone indemne de lésions d'eczéma [4]. L'hyperknésie correspond à un stimulus prurigineux perçu comme anormalement intense.

Le prurit est très fréquent en dermatologie. Une étude norvégienne a évalué la prévalence du prurit en soumettant un questionnaire à 41 000 adultes dans la population générale : la prévalence du prurit aigu (« Dans la semaine passée, avez-vous ressenti des démangeaisons ? ») était retrouvée à 8,4% [5,6]. Une étude allemande récente étudiant un échantillon de 200 personnes parmi la population générale a retrouvé une prévalence du prurit de 13,9% (prurit supérieur à 6 semaines lors des 12 derniers mois) et 22,6% des patients avaient déjà ressenti un prurit supérieur à 6 semaines au cours de leur vie [7].

Le prurit altère fortement la qualité de vie. Ainsi Reich et al. [8] ont montré, chez des patients avec un psoriasis, que l'intensité du prurit est corrélée significativement avec la qualité de vie, la sensation de stigmatisation, le stress et les symptômes dépressifs.

1.2 Etiologies

Les dermatoses s'accompagnant de prurit sont très nombreuses, citons les plus fréquentes [2] :

- INFLAMMATOIRES : dermatite atopique, eczéma de contact, psoriasis, lichen plan, prurigo, urticaire, dermographisme, mastocytose, pityriasis rosé de Gibert, pityriasis rubra pilaire, toxidermie

- AUTO-IMMUNES : pemphigoïde bulleuse, dermatite herpétiforme

- INFECTIEUSES : gale, pédiculose, folliculite, piqûres d'insecte, varicelle, dermatophytie, candidose, impetigo, larva migrans

- LYMPHOMES CUTANÉS : mycosis fungoïde, syndrome de Sézary

- DERMATOSES DE LA GROSSESSE : pemphigoïde gravidique, éruption polymorphe gravidique

- DERMATOSES GÉNÉTIQUES : maladie de Darier, maladie de Hailey-Hailey

- DIVERS : xérose, prurit sénile, prurit cholinergique, prurit aquagénique

Parmi les causes non dermatologiques de prurit, on peut citer : l'insuffisance rénale chronique, les hémopathies, les troubles endocriniens (dysthyroïdie, carence martiale), le prurit sénile, le VIH, les médicaments (notamment les opiacés, les oestro-progestatifs, les IEC, les ARA2, l'hydroxyéthylamidon)...

1.3 Le grattage

Le grattage est un élément fondamental, qui fait partie de la définition du prurit. Le rôle physiologique est d'enlever les agents dangereux de la peau. L'examen clinique peut mettre en évidence des lésions secondaires au grattage [4] :

- **Excoriations** : arrondies ou stries linéaires, plus ou moins profondes. Les lésions prédominent dans les zones facilement accessibles au grattage (figure ??).

- **Lichénification** : peau épaisse, grisâtre recouverte de fines squames réalisant un quadrillage secondaire au grattage et au frottement. La lichénification peut être primaire c'est à dire survenir sur une peau normale, ou être secondaire lorsqu'une dermatose est déjà présente, comme dans l'eczéma (figure??).

- **Prurigo** : papulo-vésicules, papules excoriées ou croûteuses, nodules.

- **Hyperpigmentation post-inflammatoire** (ou hypopigmentation dans les phototypes 4 à 6) sur les plaques lichénifiées que le patient peut facilement atteindre (chevilles, fesses). Elle est due à une accumulation de mélanine, qui est augmentée dans l'épiderme et présente dans les macrophages de la partie supérieure du derme.

- **Signe du papillon** : le milieu du dos, qui ne peut être atteint, peut être hypopigmenté contrairement aux autres zones du dos accessibles. Ce signe a tout d'abord été décrit chez des patients avec une cirrhose biliaire primitive puis chez des patients avec une dermatite atopique.

- **Phanères** : ongles polis et brillants suite à un frottement intense, et poils usés, cassés, disparus

Chapitre 2

Physiopathologie

Les mécanismes physiopathologiques du prurit sont mal connus. Des avancées ont eu lieu dans ce domaine ces dernières années mais assez peu d'équipes travaillent sur le prurit, en comparaison de la douleur qui mobilise beaucoup la recherche.

2.1 Organisation générale

La sensibilité cutanée est liée aux fibres C et Aδ du système nerveux sensitif. Au niveau cellulaire, elle est liée à l'activation des neurones en réponse à différents stimuli. Ceux-ci peuvent agir directement comme les stimuli thermiques ou mécaniques ou indirectement par des médiateurs chimiques. Les neurones peuvent aussi être activés par le système nerveux central, indépendemment de toute stimulation périphérique. Les cellules activées connaissent des modifications des champs électriques de leur membrane et produisent des neuromédiateurs : substance P, histamine.... Par ces médiateurs, l'information est reçue au niveau d'un récepteur puis elle est transmise aux ganglions sensitifs puis à la moëlle épinière [2].

2.2 Les voies de transmission

2.2.1 Les cellules impliquées

Après les neurones, les mastocytes sont les principales cellules impliquées. Elles interagissent avec les neurones en produisant de l'histamine, et des protéases comme la tryptase qui agit comme ligand du récepteur PAR-2. Les cellules immunitaires sont aussi concernées : les lymphocytes T libèrent l'interleukine 31, les éosinophiles libèrent le NGF, les kératinocytes libèrent le NGF et les endorphines.

2.2.2 Terminaisons nerveuses et neurones afférents

La peau est l'organe le plus innervé du corps.

Les fibres nerveuses dans la peau se divisent en 3 groupes : Aβ, Aδ et C :
– Les fibres Aδ sont impliquées dans la sensation de toucher
– Les fibres Aβ dans la sensation de chaleur, de douleur "piquante"

— Les fibres C dans la sensation de chaleur, de douleur "brûlante" et de prurit

La douleur est originaire de deux sortes de fibres : la $1^{\text{ère}}$ sensation conduite par les fibres Aδ est souvent qualifiée de "piquante" alors que la $2^{\text{ème}}$ conduite par les fibres C est qualifiée de "brûlante".

Il existe des récepteurs cutanés spécifiques du prurit. Il s'agit de terminaisons nerveuses libres naissant autour de la jonction dermo-épidermique (en effet lors d'une érosion c'est-à-dire la disparition de l'épiderme, il n'y a pas de prurit). Le prurit est originaire d'une sous-population de fibres C donc de terminaisons nerveuses à conduction lente [9]. Ces fibres C non sensibles aux stimuli mécaniques ont été mises en évidence car elles répondent à l'application d'histamine par ionophorèse, en parallèle au niveau de prurit chez les sujets [10]. Au contraire, la plupart des fibres C, nocicepteurs sensibles aux stimuli thermiques et mécaniques (fibres polymodales) sont insensibles ou faiblement activées par l'histamine. Le prurit et la douleur seraient donc conduits par des fibres nerveuses différentes [11].

Ces fibres C du prurit représentent environ 5% des fibres de type C du corps, mais appartiennent à une sous-population à conduction nerveuse très lente (0,5 m/s alors que celle d'une fibre de type C standard peut atteindre 2 m/s). Elles ont un territoire d'innervation important (sur environ 8,5 cm), qui peut expliquer l'impossibilité de situer très précisément une sensation de prurit [12]. Ces fibres C non myélinisées conduisent le prurit "brûlant", imprécis, persistant. Les fibres de conduction à moyenne vitesse Aδ participent à moindre mesure en conduisant le prurit intense, localisé.

Bien que l'identification de fibres nerveuses transmettant le prurit induit par l'histamine soit une avancée dans la recherche sur le prurit, elle ne permet pas d'expliquer les nombreux prurits non soulagés par les anti-histaminiques. Le prurit induit par l'histamine s'accompagne toujours d'une papule érythémateuse, qui n'est pas présente dans la majorité des prurits. Le prurit induit par l'application de spicules de mucuna (plante connue sous le terme "poil à gratter") sur la peau ne s'accompagne pas d'une papule. Une étude récente suppose que le prurit induit par le mucuna serait médié par une sous-population de fibres afférentes sensibles à la capsaïcine qui seraient différentes de celles conduisant le prurit induit par l'histamine [11].

2.2.3 Les théories du prurit

La $1^{\text{ère}}$ hypothèse appelée « **Thérorie de l'intensité** » supposait que le prurit résulterait de la faible activation des fibres C alors qu'une plus forte activation serait responsable de douleur. Cependant l'application de faibles concentrations d'algogènes (c'est-à-dire une substance produisant une douleur) n'est pas à l'origine d'un prurit, mais seulement d'une douleur moins intense. De plus, la microneurographie a montré que la stimulation de fibres nerveuses afférentes induisait un prurit ou une douleur mais que la diminution de fréquence de stimulation diminuait le prurit ou la douleur, mais sans transition entre l'une et l'autre sensation [13], allant contre cette hypothèse.

L'hypothèse actuellement privilégiée est la « **Théorie spécifique** »c'est-à-dire que le prurit et la douleur seraient des sensations distinctes avec des voies nerveuses différentes. Cette hypothèse est soutenue par des éléments objectifs comme le fait que les opioïdes diminuent la douleur mais induisent un prurit. La preuve de cette théorie a été apportée par l'identification de nerfs conduisant le prurit induit par l'histamine alors qu'il y avait une faible activation des fibres C polymodales transmettant habituellement la douleur [10]. Ces deux sortes de fibres nerveuses se distinguent par leur vitesse de conduction, la réaction à des stimuli différents et l'expression de neuropeptides et neurorécepteurs [11].

Remarquant que les neurones sensibles à l'histamine répondent aussi à la capsaïcine, un algogène, certains auteurs pensent que le terme « prurit sélectif »devrait être préféré à celui de « prurit spécifique » [14], c'est la « **Théorie de la sélectivité** ». Elle est supportée par des études utilisant différents stimuli (thermiques, mécaniques, et chimiques par la bradykinine) qui induisent autant un prurit qu'une douleur chez des patients avec un prurit chronique [13].

Actuellement les théories de la spécificité et sélectivité sont privilégiées.

2.2.4 Transmission médullaire

Système nerveux périphérique

Ces fibres nerveuses spécifiques rejoignent les ganglions dorsaux puis la corne dorsale de la moëlle épinière (par un 1^{er}neurone) avant d'emprunter le tractus spinothalamique controlatéral pour arriver au thalamus par un 2^{ème}neurone puis au cerveau par un 3^{ème}neurone [15].

Ces neurones sont différents de ceux transmettant la douleur. En effet des neurones sensibles sélectivement à l'histamine « neurones spécifiques du prurit »ont été mis en évidence chez des chats [12]. D'autre part, une étude récente chez des singes a étudié la réactivité à l'histamine et au mucuna des neurones du tractus spinothalamique et a permis de montrer qu'il n'existe pas de neurones réactifs à la fois à l'histamine et au mucuna, suggérant des voies de transmission différentes dans le tractus spinothalamique. Il existe par conséquent probablement plusieurs voies nerveuses différentes pour le prurit dans le système nerveux central et périphérique [11].

Système nerveux central

Il n'existe pas de centre unique du prurit. Plusieurs zones vont être activées en même temps [16] lors du prurit : des aires sensitives mais aussi affectives et motrices [17].

– le cervelet
– les aires somato-sensorielles primaire et secondaire : responsables de la caractérisation temporo-spatiale du prurit
– les aires pré-motrice et motrice supplémentaire : responsables de la réponse motrice de grattage

- le cortex insulaire et le cortex cingulaire antérieur : responsable de l'aspect émotionnel du stimulus
- la zone grise péri-aqueducale : responsable de l'inhibition du prurit.
- les aires frontale et pré-frontale : rôle dans la composante compulsive du prurit et la décision de réaction

L'activation du thalamus est difficile à visualiser car fugace et peu intense.

Ces zones ont pu être définies grâce à des études utilisant l'imagerie fonctionnelle (TEP et IRM fonctionnels). Le faible nombre d'études utilisant l'IRM fonctionnelle jusqu'à récemment s'explique par le fait qu'il n'existait pas de stimulus du prurit efficace [18]. Contrairement à la douleur, aucune méthode n'a été décrite pour augmenter et diminuer la sensation de prurit en quelques secondes. Une nouvelle approche utilise la modulation thermique du prurit induit par l'histamine : un prick test à l'histamine est réalisé puis une électrode est appliquée, qui chauffe (32°C) ou refroidit (25°C) la peau. L'intensité de prurit retrouvée est différente selon la température appliquée et cette méthode peut être utile pour les études fonctionnelles [19].

L'inhibition du prurit par un stimuli froid douloureux, examiné par un TEP fonctionnel a révélé l'activation de la zone grise périaqueducale quand les stimuli douloureux et prurigineux sont appliqués simultanément [14].

La théorie du *gate control* suggère que le prurit est supprimé à l'étage spinal par des stimulations mécaniques ou électriques des fibres A myélinisées à transmission rapide, en faveur de la transmission de la sensation de douleur [20]. Ceci expliquerait l'effet anti-prurigineux de la douleur induite par le grattage.

De nombreuses sensations de prurit sont générées mais dont nous n'avons pas conscience car il existe un "filtre". Celui-ci est moins efficace lors des syndromes anxio-dépressifs, le seuil de prurit est alors abaissé et ressenti plus facilement. Ce mécanisme est identique à celui de la douleur.

2.3 Les médiateurs

Le prurit est déclenché par des médiateurs dont le plus connu est l'histamine mais il en existe de nombreux autres. Ces médiateurs sont synthétisés au niveau cutané par les fibres du système nerveux autonome ou parfois par des cellules non nerveuses (mastocytes, macrophages, kératinocytes...) [22]. D'autres médiateurs peuvent être produits à distance et parvenir par voie sanguine, soit au niveau de la peau (dans certaines réactions inflammatoires), soit au niveau du système nerveux central (neuropeptides opioïdes). De nombreux médiateurs induisent un prurit local lorsqu'ils sont injectés dans la peau. Ces médiateurs agissent en induisant un relargage d'histamine par les mastocytes et/ou en sensibilisant les fibres nerveuses C [23]. Cependant pour la majorité de ces substances, la pertinence clinique reste à déterminer.

De nombreux médiateurs endogènes de l'inflammation pouvant activer et sensibiliser les nerfs ont été identifiés. Leurs effets sont rendus plus complexes par leurs **interactions** : des effets potentialisateurs sont connus pour différentes associations comme entre la prostaglandine E2 et l'histamine. Il existe aussi des mécanismes de **sensibilisation croisée** : par exemple la sensibilisation du récepteur à la capsaïcine TRPV1 par des médiateurs variés (parmi lesquels le récepteur PAR2 - proteinase activated receptor) [21].

2.3.1 Médiateurs entraînant la stimulation des fibres nerveuses

L'histamine

C'est le médiateur le plus connu. L'histamine est stockée dans les mastocytes et les kératinocytes, les récepteurs H1 et H2 sont présents sur les fibres nerveuses sensitives. Le prurit induit par l'histamine est une conséquence du relargage des mastocytes ou kératinocyes [24]. Il y a 70 ans, Lewis a montré que l'injection intradermique d'histamine provoque une papule érythémateuse prurigineuse. Il s'agit du principal médiateur du prurit dans les réactions lors de piqûres d'insectes, dans la majorité des formes d'urticaire, la mastocytose cutanée et les toxidermies. L'implication de l'histamine est confirmée par l'efficacité des anti-histaminiques (H1 et à moindre degré H2) dans ces pathologies [23]. Chez les souris, les antagonistes H3 induisent un comportement de grattage alors que les anti-H1 et aussi H4 suppriment le prurit [17]. Ce médiateur est utilisé dans la majorité des études expérimentales pour induire un prurit intense. Cependant les anti-histaminiques sont inefficaces dans de nombreuses dermatoses prurigineuses, prouvant qu'il ne s'agit pas du seul médiateur impliqué.

L'acétylcholine

C'est un neurotransmetteur majeur du système nerveux autonome qui se lie aux récepteurs muscariniques et nicotiniques. Dans les études expérimentales, l'injection d'acétylcholine induisait plutôt une douleur qu'un prurit mais des données plus récentes ont montré que le système nerveux autonome est impliqué dans la génèse du prurit. Chez des patients avec une dermatite atopique, l'injection d'acétylcholine provoque un prurit alors que les sujets sains rapportent une brûlure, ce qui laisse penser que ce médiateur est impliqué dans le prurit de la dermatite atopique [24].

La bradykinine

Injectée dans la peau, elle est à l'origine d'une douleur plutôt que d'un prurit. Cependant elle induit la dégranulation des mastocytes donc le relargage d'histamine. D'autre part, elle sensibiliserait les fibres nerveuses pour d'autres stimuli et augmenterait le relargage de substance P, CGRP et prostaglandine E2 [24].

La sérotonine (5 hydroxytryptamine ou 5HT)

La sérotonine injectée dans le derme ou appliquée par ionophorèse induit un prurit, mais moins puissant que celui induit par l'histamine [24]. Elle est responsable de prurit par des mécanismes centraux et périphériques. Au niveau périphérique, elle

CHAPITRE 2. PHYSIOPATHOLOGIE 12

agit indirectement en favorisant le relargage des mastocytes. Le mécanisme central implique probablement le système de neurotransmission opioïde. Ainsi l'odansetron (antagoniste des récepteurs 5HT3) soulage le prurit associé à la prise d'opioïdes exogènes et comme ces récepteurs 5HT3 n'ont pas été identifiés dans la peau, l'action est probablement centrale [23].

L'endothéline

Les endothélines 1, 2 et 3 produites par les cellules endothéliales et les mastocytes induisent une inflammation neurogène associée à un prurit [24]. Injectée dans la peau, l'endothéline 1 (ET1) induit une dégranulation des mastocytes. De plus, elle induit une production de TNFα, interleukine 6 et VEGF [25].

Les endovanilloïdes

La confirmation de l'expression des récepteurs vanilloïdes de sous-type 1 (TRPV1) sur les fibres nerveuses sensitives soutient l'idée que les vanilloïdes et leurs récepteurs contribuent à l'induction et la modulation des sensations cutanées nociceptives comme la douleur et le prurit [24]. En effet, l'activation courte de TRPV1 induit une douleur et un prurit par relargage des neuropeptides des neurones sensoriels. Les agonistes de TRPV1 (comme la capsaïcine) ont un effet anti-prurigineux prolongé par la suspencion de communication entre les neurones sensoriels et les mastocytes. L'expression de ces endovanilloïdes est augmentée dans les kératinocytes épidermiques chez les patients avec un prurigo nodulaire [17].

Les protéinases

Elles sont aussi des médiateurs du prurit. La trypsine et la chymotrypsine entraînent un prurit important inhibé par les anti-histaminiques, suggérant que leur action est liée à l'histamine. Il a été montré que la concentration de tryptase est augmenté dans la peau des patients avec une dermatite atopique par rapport à des sujets contrôles [24]. En effet la tryptase pourrait agir au niveau des récepteurs PAR-2 (Proteinase activated receptor 2) situés au niveau des fibres sensitives, et ainsi induire un prurit lors de l'inflammation cutanée. Il a été montré que les récepteurs PAR-2 et leurs ligands, des protéases sérines, ont un rôle significatif dans le prurit de la dermatite atopique [26].

2.3.2 Médiateurs intervenant dans la modulation du signal : augmentation de la sensibilité

Les prostaglandines

Elles sont peu pruritogènes seules mais ont une importante fonction synergique dans le prurit en potentialisant le prurit induit par l'histamine et d'autres médiateurs [23]. C'est essentiellement le cas de la prostaglandine E2.

Les cytokines

L'interleukine 2 (IL-2), et à moindre degré les interleukines 4 et 6 sont connues pour jouer un rôle dans l'aggravation du prurit. Quelques heures après l'injection d'IL-2 en intradermique chez les atopiques et non atopiques, un érythème et un prurit apparaissent et durent 2-3 jours [23]. D'autre part, les lymphocytes T relarguent l'IL-31 pendant l'inflammation et activent les monocytes et kératinocytes via le récepteur à IL-31. Ce récepteur est surexprimé dans la dermatite atopique et le prurigo [17].

Le nerve growth factor (NGF)

Après un stimulus nociceptif, le NGF est relargué et agit sur les fibres nerveuses en sensibilisant les neurorécepteurs puis il est transporté par voie axonale jusqu'au ganglion dorsal où il induit la surrégulation de nombreuses protéines impliquées dans la croissance et la sensibilité neuronale. Ces mécanismes amènent à l'altération de la nociception périphérique, et à un seuil d'induction abaissé de prurit et douleur [25]. Il est surexprimé dans le prurigo nodulaire. D'autre part, des patients avec une dermatite atopique ont des taux plasmatiques de NGF significativement plus hauts que les sujets contrôles [24].

2.3.3 Médiateurs intervenant dans la modulation du signal : diminution de la sensibilité

Les opioïdes

Les récepteurs opioïdes périphériques diffèrent des centraux. De nombreuses observations cliniques montrent que les morphiniques administrés par voie systémique peuvent induire un prurit. D'autre part les antagonistes des opioïdes endogènes (comme la naltrexone) peuvent supprimer le prurit localisé et systémique, suggérant le rôle majeur des récepteurs centraux opioïdes dans la perception du prurit [24]. Dans la peau, les peptides opioïdes comme les βendorphines, les enkephalines et les endomorphines agissent sur les fibres nerveuses en inhibant le relargage de neuropeptides inflammatoires comme la substance P, la neurokinine A et le CGRP [25].

Les endocannabinoïdes

Ils ont un rôle dans le prurit encore mal identifié, mais leur action est plutôt antipruritogène car il a été montré que l'agoniste des récepteurs cannabinoïdes atténue l'excitation des fibres nerveuses induites par l'histamine et donc le prurit [24].

Les récepteurs au froid (TRPM8, TRPA1)

Il a été montré que baisser la température de la peau diminue le prurit induit expérimentalement. Un effet similaire était obtenu avec le menthol, bien que la température de la peau n'était pas diminuée, suggérant un effet central inhibiteur des fibres sensibles au froid $A\delta$ sur l'activation du prurit [27]. TRPM8 est en effet à la fois le récepteur du menthol et un récepteur au froid.

2.3.4 Médiateurs activant les mastocytes

Neuropeptides (substance P, Vasoactive intestinal peptide-VIP, neurotensine, sécrétine, somatostatine)

Ce sont des agents puissants d'histamino-libération mastocytaire. L'injection intra-dermique de ces peptides induit un prurit et un érythème, le VIP étant plus puissant que les autres.

Corticotropin releasing hormon (CRH)

L'injection intra-dermique de CRH induit une dégranulation des mastocytes et une libération d'histamine. Cependant, le CRH n'est pas connu comme un inducteur majeur de prurit.

2.3.5 Médiateurs de mécanisme inconnu

Calcitonin gene related peptide (CGRP)

Ce médiateur potentialise le prurit. Une augmentation du CGRP a été retrouvée dans les fibres nerveuses cutanées dans des pathologies comme l'eczéma nummulaire ou le prurigo nodulaire [24].

Leucotriènes

Les leucotriènes B4 induisent un prurit et sont aussi impliqués dans l'induction du prurit médié par la susbtance P.

Chapitre 3

Prurit et douleur

La douleur a été définie par l'association internationale pour l'étude de la douleur en 1979 comme « une expérience sensorielle et émotionnelle désagréable associée à un dommage tissulaire présent ou potentiel, ou décrit en termes d'un tel dommage ». Dans le passé, le prurit était considéré comme une douleur mineure mais les connaissances physiopathologiques ont démenti cette idée. Il existe des similitudes, mais aussi de nombreuses différences.

3.1 Similitudes

- Le prurit et la douleur sont des expériences sensorielles désagréables et peuvent avoir un retentissement sévère sur la qualité de vie.
- Au niveau anatomique, les même voies de transmission sont utilisées de la peau au cerveau : fibres C, nerfs sensoriels, corne dorsale, thalamus puis cortex cérébral.
- Le prurit et la douleur peuvent être initiés à chaque niveau, et peuvent être neuropathiques, neurogènes ou psychogènes.
- De nombreux médiateurs peuvent induire à la fois la douleur et le prurit : l'endothéline, la substance P, le VIP....
- Cliniquement, la sensibilisation périphérique ou centrale peut amener à une perception anormale des stimuli (allodynie/alloknésie). Les patients avec un prurit chronique rapportent plus souvent un prurit et ceux avec une douleur chronique, une douleur lors d'un stimulus somatosensoriel, par rapport aux sujets sains.
- Il existe des traitements actifs à la fois sur la douleur et le prurit comme la capsaïcine, la gabapentine, la prégabaline [28].

3.2 Différences

3.2.1 Clinique

- La réponse comportementale est différente : la douleur induit un réflexe de retrait alors que le prurit induit un réflexe de grattage.

- Le prurit est calmé par le froid et aggravé par le chaud alors que la douleur est aggravée par le froid et calmée par le chaud.
- Le prurit peut être soulagé par les anti-histaminiques mais jamais par les antalgiques alors que la douleur est soulagée facilement par les antalgiques, mais jamais par les anti-histaminiques.
- Le prurit est localisé à la peau et certaines muqueuses alors que la douleur est ubiquitaire.
- Le prurit est souvent déclenché par des stimuli plus forts que ceux induisant une douleur [29].

3.2.2 Anatomique

- Il existe dans la peau des fibres nerveuses spécifiques du prurit qui peuvent être activées par l'histamine et d'autres indépendantes de l'histamine, activées par le mucuna. Des neurones spécifiques du prurit transmettant l'information de la corne dorsale au thalamus ont été mis en évidence.
- Dans le cerveau, prurit et douleur partagent des aires communes mais le prurit est caractérisé par une faible activation des cortex somato-sensoriels primaires et secondaires mais une forte activation de l'aire motrice homolatérale [28].
- A un niveau moléculaire, des peptides comme les opioïdes sont capables d'induire un prurit via les récepteurs μ et de l'inhiber via les récepteurs κ, avec un effet opposé sur la douleur [30].

3.3 Interactions

L'expérience commune montre que la sensation de prurit peut être diminuée par la douleur induite par le grattage. L'inhibition du prurit par un stimulus douloureux a été montrée expérimentalement en utilisant des stimuli douloureux variés : thermiques, mécaniques et chimiques [31]. La stimulation électrique douloureuse diminue le prurit induit par l'histamine pendant plusieurs heures dans une aire supérieure au site de stimulation de plus de 10 cms, suggérant un mode d'action central [32].

Le prurit peut être réduit par des stimuli douloureux, et à l'inverse l'analgésie peut réduire cette inhibition et donc provoquer un prurit. Ce phénomène est particulièrement visible lors de l'administration d'agonistes des récepteurs μ opioïdes au niveau médullaire, qui induit une analgésie segmentaire, souvent combiné avec un prurit segmentaire. Comme les μ opioides peuvent induire un prurit, il n'est pas surprenant que les antagonistes μ opioides (comme la naloxone) aient des effets anti-prurigineux [33].

Chapitre 4

Classification

Le prurit peut tout d'abord être classé en aigu ou chronique, ce dernier durant plus de 6 semaines selon la dernière recommandation de l'IFSI (International Forum for the Study of Itch). Par ailleurs plusieurs classifications ont été proposées.

4.1 Classification neurophysiologique

Se basant sur la physiopathologie du prurit dans la peau, sa transmission et modulation dans le système nerveux central, Twycross a proposé en 2003 [23] une classification neurophysiologique en 4 catégories :

- **pruritoceptif** : prurit prenant son origine dans la peau, secondaire à l'inflammation, la xérose ou d'autres lésions cutanées, transmises par les fibres nerveuses C
  Exemples : gale, urticaire, réaction à une piqûre d'insecte

- **neuropathique** : prurit secondaire à une lésion survenant n'importe où sur les voies afférentes (nerfs périphériques ou moëlle épinière)
  Exemples : neuropathie post-zostérienne, prurit secondaire à une sclérose en plaques, une tumeur cérébrale, notalgie paresthésique, prurit brachioradial, neuropathie des petites fibres

- **neurogène** : prurit ayant une origine nerveuse centrale mais sans mise en évidence de la pathologie neurologique
  Exemples : prurit de la cholestase (secondaire à l'action des neuropeptides sur récepteurs opioïdes), ou prurit induit par les opioïdes

- **psychogène** : prurit associé à un trouble psychiatrique
  Exemples : délire d'infestation parasitaire

Afin que le diagnostic de prurit psychogène ne soit pas porté par excès lorsqu'aucune cause de prurit n'a été identifiée, des critères diagnostiques ont été mis en place [34] :

Critères obligatoires :
- pruritlocalisé ou généralisé sans lésion dermatologique
- prurit chronique (supérieur à 6 semaines)
- pas d'étiologie somatique

Critères optionnels (3 sur 7 requis) :
- relation chronologique entre le prurit et un ou plusieurs évènements de vie pouvant avoir des répercussions psychologiquees
- variations d'intensité associées avec le stress
- variations nocturnes
- prédominant pendant le repos ou l'inactivité
- trouble psychologique associé
- prurit pouvant être amélioré par les psychotropes
- prurit pouvant être amélioré par la psychothérapie

Cette classification permet de comprendre les mécanismes neuroanatomiques et physiologiques sous tendant le prurit mais présente plusieurs limites. Tout d'abord il s'agit d'une classification rétrospective, nécessitant que la cause du prurit ait été diagnostiquée. Ensuite, elle n'a pas d'application clinique car le prurit est très souvent l'association de plusieurs mécanismes, par exemple dans la dermatite atopique où les causes pruritoceptive et neurogène sont impliquées ou dans le prurigo nodulaire où les prurits pruritoceptif et neuropathique sont impliqués. Enfin le prurit d'origine inconnu ne peut être classé dans ce schéma.

4.2 Classification clinique basée sur la sémiologie

Une classification internationale a été définie en 2007 par l'IFSI se basant sur la présentation clinique en distinguant la présence ou non de lésions dermatologiques [35].

- **Groupe I « Prurit avec une peau malade, inflammée »** De nombreuses dermatoses sont accompagnées de prurit. Elles comprennent les dermatoses inflammatoires, infectieuses, auto-immunes, les génodermatoses, les toxidermies, les dermatoses de la grossesse, les lymphomes cutanés. Secondairement au grattage, les lésions cutanées primaires peuvent être confondues avec les lésions de grattage.

- **Groupe II « Prurit avec une peau normale »** Ce groupe comprend les maladies systémiques, neurologiques ou psychiatriques où il n'y a pas de lésions cutanées primaires mais de possibles lésions secondaires de grattage. Autrefois ce prurit était dénommé « prurit sine materia » mais ce terme doit être abandonné car source de confusion, surtout en langue anglaise.

- **Groupe III « Prurit avec lésions secondaires de grattage chronique »** Le prurit chronique amène souvent à des réactions mécaniques, comme le grattage, frottement ou pincement. Le grattage peut induire différentes lésions sur la peau comme des excoriations, des croûtes, une lichénification, des papules et nodules. Ces lésions peuvent guérir, laissant des cicatrices hypo ou hyperpigmentées et des cicatrices atrophiques. Ainsi des lésions d'âge différent coexistent souvent chez un même patient. Ce groupe comprend les patients avec des lésions de grattage sévères, comme dans le prurigo nodulaire. L'origine du prurit peut être une maladie systémique ou une maladie cutanée.

4.3 Classification clinique basée sur l'étiologie

Après avoir réalisé un examen clinique et des investigations histologique, biologique et/ou radiologique pour identifier la maladie en cause, le prurit peut être classé selon l'étiologie, cette classification est également proposée par l'IFSI (tableau 4.1).

Catégories	Maladies
I Dermatologiques	Résultant de "maladies de la peau" comme le psoriasis, la dermatite atopique, la xérose, la gale et l'urticaire
II Systémiques	Résultant de "maladies des organes" autres que la peau comme le foie (cirrhose biliaire primitive), le rein (insuffisance rénale chronique), le sang (maladie de Hodgkin) et médicaments
III Neurologiques	Résultant de "maladies ou troubles" du système nerveux central ou périphérique comme une compression nerveuse
IV Psychogènes/ psychosomatiques	Prurit avec comorbidité de "maladies psychiatriques ou psychosomatiques"
V Mixtes	Coexistence de plusieurs maladies
VI Autres	Origine indéterminée

TAB. 4.1 – Classification clinique du prurit chronique selon l'état cutané [35]

Chapitre 5

Exploration fonctionnelle

5.1 Evaluation objective

5.1.1 Quantification du grattage chez les patients

Le grattage a longtemps été reconnu comme le moyen le plus objectif pour mesurer le prurit mais il ne s'agit en réalité que d'un reflet indirect. L'intensité du grattage peut être appréciée indirectement par l'existence de lésions de grattage. Cependant des techniques plus objectives ont été mises en place.

L'enregistrement du grattage est difficile car il s'agit d'une activité par définition irrégulière : la durée, la fréquence, l'intensité, la direction, l'amplitude et la localisation des actions de grattage sont très variables. Plusieurs dispositifs ont néanmoins été inventés.

Dans les premières études l'activité nocturne de grattage était enregistrée dans un laboratoire avec électroencéphalogramme, électrooculogramme et électromyogramme avec des électrodes placées sur le poignet pour mesurer l'activité de grattage. Ensuite Felix et Shuster ont attaché des capteurs de vibration au lit pour mesurer les mouvements du corps pendant le sommeil. Une autre approche était l'utilisation de papiers attachés aux dos de chaque main et reliés à un amplificateur. La limite de ces techniques étaient la perturbation du sommeil par les différents appareillages et la nécessité de réaliser les mesures en milieu hospitalier.

Ensuite des mesures ont été réalisées à domicile, ave la mesure infrarouge des mouvements nocturnes. Un nouvel instrument appelé accéléromètre était placé sur le poignet dominant pour mesurer l'intensité et la durée du grattage. Enfin un appareil appelé pruritomètre était inventé, enregistrant le prurit sur une période de 24 heures en utilisant les vibrations piezoélectriques et placé sur le majeur [36]. Cependant Murray et al. [37] viennent de montrer le manque de relation entre le score visuel analogique du prurit et la mesure avec actigraphe (porté au poignet) du grattage, dans une étude sur 20 patients avec une dermatite atopique. Il existe donc une dissociation entre le grattage et le prurit ressenti.

Il existe plusieurs limites à ces techniques : un prurit faible n'entraîne pas de grattage en dessous d'un seuil qui est variable d'un sujet à l'autre. Des paresthésies,

CHAPITRE 5. EXPLORATION FONCTIONNELLE

des dysesthésies et même la douleur peuvent induire le grattage. Enfin la présence de sondes à la surface du tégument peut être source de prurit ou gêner les mouvements.

D'autre part ces méthodes d'évaluation partent du pré-requis que le grattage reflète le prurit, ce qui n'est pas toujours vrai, notamment dans l'urticaire ou la mastocytose où le prurit est important mais le grattage quasi inexistant.

5.1.2 Quantification du grattage dans les modèles animaux

Le principal obstacle pour le développement de modèles animaux vient du fait que le comportement de grattage est fréquent chez les animaux et n'est pas un vrai indicateur de prurit. D'autre part, il est difficile de différencier le grattage des autres mouvements de pattes. Certaines études ont utilisé la ionophorèse pour diminuer la douleur induite par l'injection intra-dermique de médiateurs et ont étudié le comportement des animaux par une caméra.

5.2 Evaluation subjective

L'évaluation subjective peut se faire par des outils unidimensionnels s'intéressant à un aspect du prurit (notamment l'intensité) et donnent une vision partielle de la sensation de prurit.

5.2.1 Echelles de mesure

Une échelle verbale comprenant des adjectifs décrivant l'intensité croissante du prurit peut être utilisée : aucun, léger, modéré, sévère.

Une autre échelle utilisée habituellement pour la douleur en termes d'interférence avec la vie quotidienne peut être utilisée :

1. prurit absent
2. prurit présent mais pouvant facilement être ignoré
3. prurit présent, ne pouvant être ignoré, sans retentissement sur les activités quotidiennes
4. prurit présent, ne pouvant être ignoré, avec un retentissement sur la concentration
5. prurit présent, ne pouvant être ignoré, avec un retentissement sur tout sauf les besoins basiques comme la toilette et le repas
6. prurit présent, ne pouvant être ignoré, responsable d'une incapacité

On peut aussi utiliser comme dans la douleur une échelle visuelle analogique où le patient place le curseur sur son niveau de prurit, entre la gauche (pas de démangeaisons) et la droite (pires démangeaisons imaginables).

Il existe également des techiques d'enregistrement du prurit. Après induction d'un prurit, le patient indique ce qu'il ressent grâce à un crayon ou un bouton relié à un potentiomètre. Ceci est transcrit sur un graphique en fonction du temps, sur du papier millimétré [2].

Dans les prurits expérimentaux chez des volontaires sains, on observe des différences importantes dans la sensation de prurit ressentie pour un stimulus équivalent [27]. Mesurer l'intensité n'est donc pas un moyen suffisant pour apprécier le prurit.

En 2007 Majeski a mis en place un questionnaire pour mesurer l'intensité du prurit et son retentissement sur la qualité de vie : « Itch severity scale » [38]. Son but est de pouvoir comparer l'intensité du prurit dans différentes pathologies et l'efficacité de différents traitements. Ces échelles qualitatives sont utiles pour évaluer l'efficacité des traitements [39], notamment lors des essais cliniques dont c'est un des buts de l'échelle 5D récemment créée [40].

5.2.2 Retentissement sur la qualité de vie

Le retentissement sur la qualité de vie peut être évalué comme dans les autres dermatoses par le DLQI (dermatology quality of life) qui consiste en 10 questions évaluant le retentissement dans la vie quotidienne sur la semaine écoulée :

Au cours des derniers 7 jours :

1. Votre peau vous a-telle démangé(e), fait souffrir ou brûlé(e) ?
2. Vous êtes vous senti(e) gêné(e) ou complexé(e) par votre problème de peau ?
3. Votre problème de peau vous a-t-il gêné(e) pour faire vos courses, vous occuper de votre maison ou pour jardiner ?
4. Votre problème de peau vous a-t-il influencé(e) dans le choix des vêtements que vous portiez ?
5. Votre problème de peau a-t-il affecté vos activités avec les autres ou vos loisirs ?
6. Avez-vous eu du mal à faire du sport à cause de votre problème de peau ?
7. Votre problème de peau vous a-t-il complètement empêché(e) de travailler ou d'étudier ?
8. Votre problème de peau a-t-il rendu difficiles vos relations avec votre conjoint(e), vos amis proches ou votre famille ?
9. Votre problème de peau a-t-il rendu votre vie sexuelle difficile ?
10. Le traitement que vous utilisez pour votre peau a-t-il été un problème, par exemple en prenant trop de votre temps ou en salissant votre maison ?

En 2008, Desai et al. [41] ont élaboré un questionnaire de qualité de vie spécifique pour le prurit, « ItchyQoL »(itchy quality of life) en s'attachant à montrer la reproductibilité et la validité.

CHAPITRE 5. EXPLORATION FONCTIONNELLE   23

5.2.3 Mesure qualitative

Des outils de mesure multidimensionnels, appréhendant différents aspects du prurit sont aussi utilisés. Dans la littérature, la majorité des questionnaires utilisés pour décrire le prurit sont inspirés du questionnaire de Mc Gill créé en 1975 par Melzack [42] dans le domaine de la douleur. Il utilise des mots descriptifs dans les registres sensoriels, affectifs et d'évaluation : 78 mots descriptifs sont rangés dans 20 catégories et le patient doit en choisir un par catégorie. Dans la $2^{\text{ème}}$ partie, les patients doivent décrire l'évolution de la douleur en fonction du moment de la journée et les facteurs améliorants ou aggravants la douleur. Ce questionnaire très précis (30 minutes sont nécessaires au patient pour le remplir) a ensuite été simplifié en une forme plus courte [43] qui utilise 15 descriptifs (11 sensoriels, 4 affectifs) étant chacun côté en fonction de l'intensité de 0 à 3. Ce questionnaire a été traduit dans plusieurs langues, il est maintenant validé depuis de nombreuses années dans le domaine de la douleur.

En 2001, de la collaboration entre la dermatologie et la neurophysiologie est né « l'Eppendorf itch questionnaire »(Eppendorfer Juckreizfragebogen car initialement en allemand). C'est le premier questionnaire élaboré pour analyser la sémiologie du prurit. Ce questionnaire a été validé dans le prurit de la dermatite atopique [1](annexe 1). Pour l'élaborer, Darsow et al. se sont basés sur la forme longue du questionnaire de Mc Gill en remplaçant les descriptifs de la douleur par des descriptifs du prurit. Ainsi l'Eppendorf itch questionnaire contient 40 adjectifs décrivant les aspects sensoriels et 40 décrivant les aspects affectifs, chacun étant noté d'un chiffre (0=inexact, 4=décrivant exactement la sensation de prurit). La $2^{\text{ème}}$ partie relève la fréquence, la localisation du prurit, l'effet du grattage et les facteurs améliorants puis se termine par une échelle visuelle analogique. Ce questionnaire est très informatif dans la description du prurit mais n'inclut pas certaines caractéristiques comme par exemple l'effet des activités quotidiennes sur le prurit.

La même année, en analogie avec la forme courte du questionnaire de Mc Gill, Yosipovitch a construit une échelle d'évaluation et de mesure du prurit prenant en compte l'aspect qualitatif, qu'il a validé dans une étude sur 264 patients urémiques [44] :

1. Données personnelles
2. Histoire du prurit :
   – prurit présent ou passé
   – fréquence : quotidien, hebdomadaire, mensuel
   – durée
3. Questions ouvertes sur les circonstances d'apparition, d'arrêt du prurit et les symptômes accompagnateurs : douleur, sueur, céphalées, sensation chaud ou froid
4. Traitements contre le prurit en cours et efficacité à court et long terme
5. Effet sur le sommeil
6. Effet sur les activités quotidiennes

7. Evaluation de la qualité de vie
8. Evaluation qualitative
   - 6 mots descriptifs du prurit : "chatouillement, sensation de cuisson, sensation de fourmis grimpantes, sensation de couteaux, pincement, brûlure"
   - 4 mots décrivant le sentiment ressenti : "ennuyeux, agaçant, insupportable, angoissant"
   - chacun étant noté de 0 à 3 selon l'intensité
9. Echelle visuelle analogique
10. Schéma du corps : zones prurigineuses à entourer

Ce questionnaire a ensuite été validé dans différentes pathologies : dans le psoriasis [45], dans l'urticaire chronique [46], dans le prurit généralisé [47], dans les brûlures [48], dans l'insuffisance veineuse [49]. C'est le deuxième questionnaire utilisé pour l'analyse qualitative du prurit.

En 2011, Haest et al. [50] ont publié un article sur l'élaboration d'une échelle validée pour évaluer les dimensions du prurit (Luven Itch Scale). Le questionnaire était rempli à 2 reprises à 2 mois d'intervalle par les patients pour tester la reproductibilité. Il était proposé à des patients avec des brûlures (n=46), une dermatite atopique (n=63) ou une urticaire chronique (n=41). L'étude du taux de questions sans réponse et de la cohérence des réponses permettait de montrer la validité de ce questionnaire qui peut être utilisé dans différentes populations présentant un prurit. Cette échelle semble être un outil intéressant.

Deuxième partie

Questionnaire d'évaluation qualitative du prurit

Chapitre 1

Méthodes

1.1 Objectifs

Il s'agit d'une étude descriptive prospective. Les objectifs étaient l'élaboration d'un questionnaire analysant la sémiologie du prurit, sa soumission à tous les patients présentant un prurit puis l'analyse des résultats par groupe de pathologies.

1.2 Elaboration du questionnaire

Se basant sur le questionnaire de Darsow [1], celui de Yosipovitch [44] et de Parent [48], nous avons élaboré un questionnaire francophone d'évaluation qualitative du prurit(annexe 3). Le retentissement sur la qualité de vie n'a volontairement pas été étudié. Contrairement à « l'Eppendorf itch questionnaire », nous avons choisi de ne pas faire de score global.

Pour rendre ce questionnaire compréhensible pour les patients, le terme "démangeaisons" a été préféré à "prurit".

- La 1ère partie du questionnaire était remplie par le patient et comportait plusieurs parties :
  1. **Recueil de données démographiques** : sexe, âge, statut marital
  2. **Chronologie des démangeaisons** :
     – ancienneté
     – début brutal/progressif
     – continues/intermittentes
     – fréquence
  3. **Traitements** : traitements topiques ou généraux pour traiter le prurit et efficacité à court et long terme
  4. **Caractéristiques des démangeaisons** :
     – moyens pour soulager
     – facteurs aggravants
     – sensations accompagnatrices : sueurs, céphalées, douleur, chaud, froid
     – autres sensations ressenties : picotements, chatouillements, sensation de fourmis grimpantes, coup de couteaux, pincements, brûlure, morsure, frôlements

5. **Intensité des démangeaisons** : par une échelle visuelle analogique
   - maintenant
   - au pire moment
   - au meilleur moment
   - en moyenne
6. **Effet des activités quotidiennes sur les démangeaisons** : aggravation, soulagement ou absence d'effet de différentes activités.
   Effet de la douleur sur les démangeaisons
7. **Grattage** :
   - existence d'un grattage
   - ressenti agréable ou désagréable du grattage
   - moyens pour se gratter

- Ensuite la 2ème partie était remplie par le médecin, recueillant :
- les antécédents
- le traitement en cours
- la pathologie à l'origine du prurit
- l'existence de lésions de grattage : lichénification, excoriations, papules de prurigo

Le questionnaire complet figure en annexe 3.

1.3 Recrutement des patients

Notre étude s'est déroulée du 1er janvier 2010 au 30 avril 2011 dans le service de dermatologie du CHU Morvan à Brest. Elle était proposée à tous les patients présentant un prurit aigu ou chronique quelqu'en soit la maladie responsable. Il s'agissait de patients vus en consultation ou en hospitalisation. Les critères d'exclusion étaient l'âge inférieur à 18 ans et l'incapacité physique ou mentale à remplir le questionnaire.

1.4 Analyse statistique

Les données ont été saisies avec le logiciel Epidata info. L'analyse statistique a été réalisée à l'aide du logiciel SAS 9.2. Nous avons fait une analyse descriptive des données recueillies à l'aide du questionnaire. Ensuite nous avons réalisé pour les pathologies en nombre supérieur à 15 une analyse univariée. Il s'agissait de comparer à chaque fois le groupe de la pathologie d'intérêt à l'ensemble des autres groupes pour une question donnée. Par exemple lorsqu'on comparait la présence de la sensation de picotements dans la dermatite atopique, la référence était l'ensemble des autres groupes (eczéma, psoriasis...), à l'exclusion de la dermatite atopique. Pour réaliser ces comparaisons, nous avons utilisé le coefficient de corrélation de Spearman et le test du Khi 2 sous condition de validité. Le seuil de significativité (p) était de 0,05.

Chapitre 2

Résultats

2.1 Population

150 patients ont été inclus. Aucun patient n'a refusé de participer à l'étude.
La population est décrite dans le tableau 2.1.

		Nombre	%
Age	Moyenne	48,5	
(années)	Médiane	52,0	
	Extrêmes	18 - 91	
Sexe	Homme	81	54,0
	Femme	69	46,0
Statut marital	Célibataire	43	29,7
	Couple	77	53,1
	Divorcé	12	8,3
	Veuf	13	8,9
	Non précisé	5	
Pathologie	Eczéma	41	27,3
	Psoriasis	19	12,7
	Gale	19	12,7
	Dermatite atopique	16	10,7
	Urticaire	16	10,7
	Prurigo	11	7,3
	Polyglobulie de Vaquez	6	4,0
	Pemphigoïde bulleuse	5	3,3
	Toxidermie	5	3,3
	Pityriasis lichénoïde	2	1,3
	Neuropathie des petites fibres	2	1,3
	Eruption polymorphe gravidique	2	1,3
	Lymphome cutané	2	1,3
	Dermatose à IgA linéaire	1	0,7
	Pityriasis rosé de Gibert	1	0,7
	Lichen plan	1	0,7
	Sclérodermie	1	0,7

TAB. 2.1 – Description de la population

CHAPITRE 2. RÉSULTATS

Le groupe de patients avec un eczéma regroupe plusieurs diagnostics :
- 27 patients avec un eczéma de contact
- 2 avec un eczéma variqueux
- 4 avec une dyshidrose
- 1 avec un eczéma nummulaire
- 2 avec un eczéma secondaire aux inhibiteurs calciques
- 5 avec un eczéma de cause inconnue

Pour la suite des résultats, nous avons décidé de nous intéresser aux 5 groupes contenant plus de 15 patients, c'est-à-dire les groupes eczéma (n=41), psoriasis (n=19), gale (n=19), dermatite atopique (n=16) et urticaire (n=16).

La répartition démographique des patients de ces 5 groupes est décrite dans le tableau 2.2.

	Sexe		Age		
	Homme nb (%)	Femme nb (%)	Extrêmes	Médiane	Moyenne
Eczéma	21 (51)	20 (49)	23 - 91	57	54
Psoriasis	10 (53)	9 (47)	29 - 70	54	51
Gale	10 (53)	9 (47)	18 - 60	24	29
Dermatite atopique	11 (69)	5 (31)	18 - 58	24	31
Urticaire	5 (31)	11 (69)	18 - 76	27	37

TAB. 2.2 – Répartition démographique dans les 5 groupes étudiés

Les groupes sont hétérogènes au niveau du sexe : dans la dermatite atopique on note une prédominance d'hommes (69%) alors que dans l'urticaire on note une prédominance de femmes (69%), les 3 autres groupes sont équilibrés.

Il existe aussi une hétérogénéité au niveau de l'âge car la moyenne d'âge des patients avec une gale est de 29 ans alors que celle des patients avec un eczéma est de 54 ans.

2.2 Chronologie

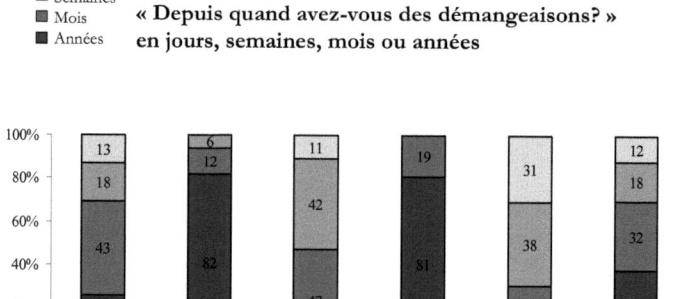

Taux de réponse à la question 93%

FIG. 2.1 – Ancienneté du prurit

Le prurit est souvent présent depuis de nombreuses années dans le psoriasis et la dermatite atopique, en lien avec l'évolution chronique de ces pathologies. L'urticaire et la gale ont un début plus récent, en jours ou semaines. Ces 2 maladies sont plutôt aigues, en dehors de l'urticaire chronique représenté ici par 1 cas évoluant depuis des années. L'eczéma a une ancienneté variable.

En analyse univariée, le prurit du psoriasis et de la dermatite atopique est significativement plus ancien (respectivement p=0,0001 et p<0,0001). Le prurit de l'urticaire et de la gale est significativement plus récent (respectivement p=0,0014 et p=0,0015), par rapport à l'ensemble des pathologies.

CHAPITRE 2. RÉSULTATS

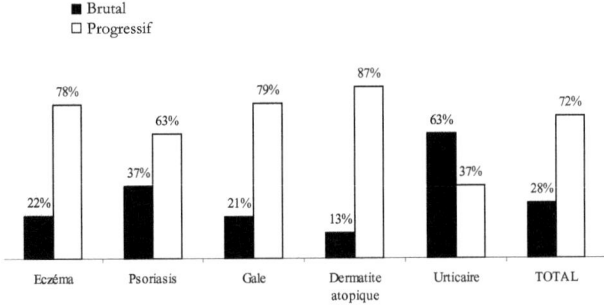

Fig. 2.2 – Mode de début du prurit

Le début est souvent brutal dans l'urticaire (63%) alors qu'il est plutôt progressif dans les 4 autres groupes. Ce mode de début brutal dans l'urticaire est significatif (p=0,001) par rapport aux autres groupes.

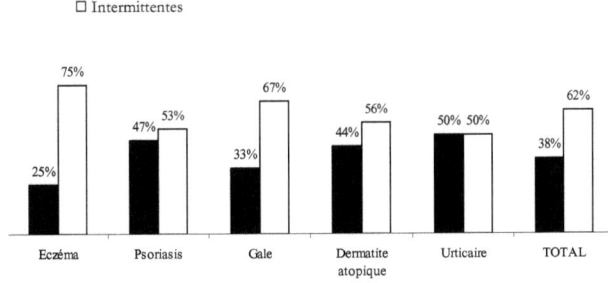

Fig. 2.3 – Rythme du prurit

Le rythme est également différent selon les groupes : le prurit est le plus souvent

CHAPITRE 2. RÉSULTATS

intermittent, sauf dans l'urticaire où il est aussi souvent continu qu'intermittent.

C'est dans l'eczéma qu'il est le plus souvent intermittent et ceci est significativement plus fréquent (p=0,046) que dans les autres pathologies.

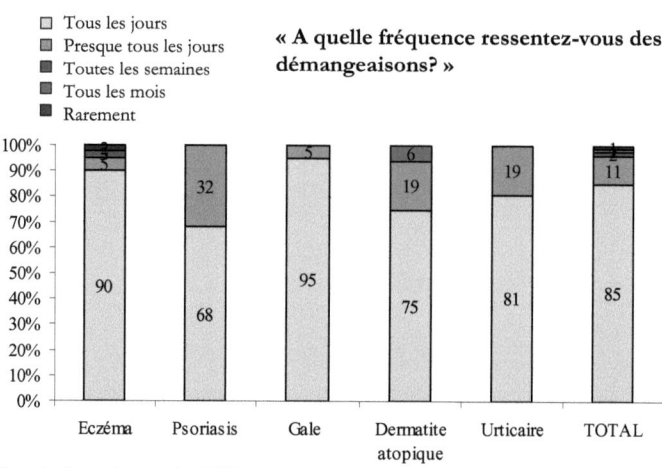

FIG. 2.4 – Fréquence de survenue du prurit

En ce qui concerne la fréquence, le prurit est presque toujours quotidien dans la gale, l'eczéma et l'urticaire. Il survient avec une fréquence un peu moins importante dans le psoriasis et la dermatite atopique qui sont des dermatoses chroniques évoluant par poussées.

En analyse univariée, le prurit dans le psoriasis survient significativement moins fréquemment (p=0,039) que dans les autres pathologies.

CHAPITRE 2. RÉSULTATS

« A quels moments de la journée avez-vous des démangeaisons? »

- ☐ Jamais
- ▨ Occasionnellement
- ▦ Souvent
- ■ En permanence

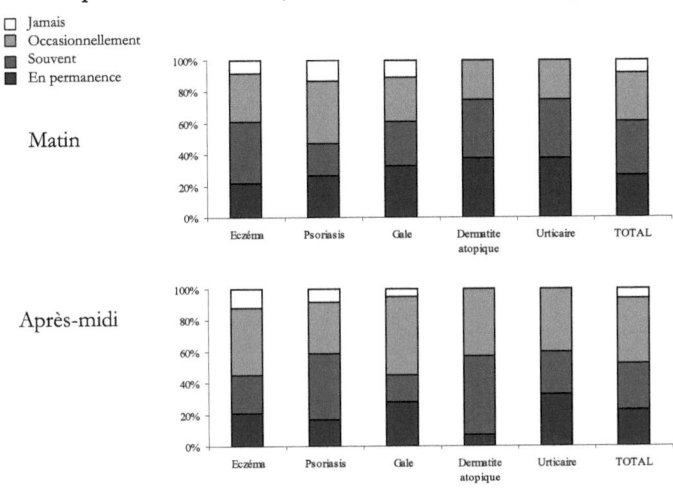

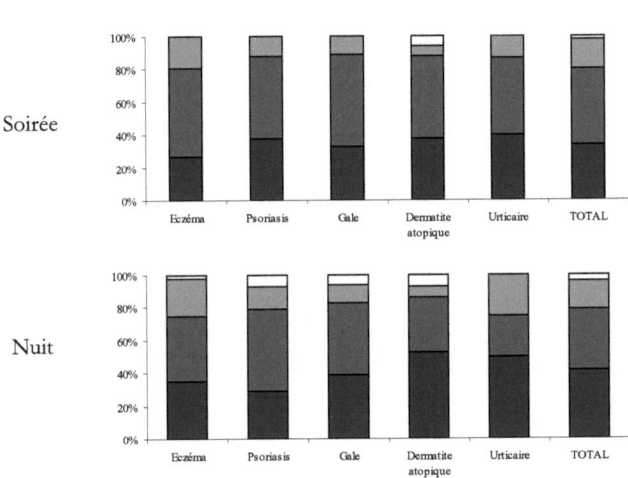

Taux de réponse à la question 87%

FIG. 2.5 – Fréquence du prurit selon les moments de la journée

Le prurit prédomine pendant la soirée et la nuit dans tous les groupes. Il est moins fréquent le matin et l'après-midi. Le matin, le prurit semble plus présent dans la dermatite atopique et l'urticaire que dans les autres groupes. Pour l'après-midi, la soirée et la nuit, on observe peu de variations selon les groupes.

En analyse univariée, on ne retrouve pas de différence significative selon les moments et les groupes.

2.3 Traitements

« Notez les différents traitements (médicaments, crème, UV, autres) que vous recevez actuellement pour traiter vos démangeaisons. Précisez leur efficacité : pas d'effet, effet à court ou long terme. »

2.3.1 Dans l'eczéma

	Nb patients	Pas d'effet	Effet à court terme	Effet à long terme
Anti-histaminique	10 (24%)	30%	50%	20%
Dermocorticoïdes	22 (54%)	32%	32%	36%
Emollient	8 (19%)	25%	62%	13%

Les dermocorticoïdes sont le traitement topique le plus utilisé dans l'eczéma, avec une efficacité jugée variable. Un quart des patients utilise des anti-histaminiques, avec une efficacité variable.

2.3.2 Dans le psoriasis

	Nb patients	Pas d'effet	Effet à court terme	Effet à long terme
Anti-histaminique	3 (16%)	0	66%	34%
Dermocorticoïdes	3 (16%)	0	67%	33%
Emollient	4 (21%)	0	75%	25%
Photothérapie	4 (21%)	25%	50%	25%
Daivobet®	10 (53%)	10 %	50%	40%

Dans le psoriasis, le Daivobet® (association de betaméthasone et calcipotriol) est le traitement le plus fréquemment utilisé, avec une bonne efficacité.

2.3.3 Dans la gale

	Nb patients	Pas d'effet	Effet à court terme	Effet à long terme
Anti-histaminique	3 (16%)	100%	0	0
Dermocorticoïdes	2 (10%)	0	100%	0
Emollient	0	0	0	0

Peu de patients avec la gale recevaient un traitement lors de la consultation.

2.3.4 Dans la dermatite atopique

	Nb patients	Pas d'effet	Effet à court terme	Effet à long terme
Anti-histaminique	4 (25%)	25%	75%	0
Dermocorticoïdes	11 (69%)	0	64%	36%
Emollient	4 (25%)	0	75%	25%

TAB. 2.3 – Traitements reçus par les 16 patients avec une dermatite atopique

Les dermocorticoïdes sont le traitement topique le plus utilisé dans la dermatite atopique, avec une efficacité de 100% mais plus souvent à court terme qu'à long terme.

2.3.5 Dans l'urticaire

	Nb patients	Pas d'effet	Effet à court terme	Effet à long terme
Anti-histaminique	8 (50%)	50%	37%	13%
Dermocorticoïdes	2 (12%)	50%	50%	0
Emollient	3 (19%)	0	100%	0

La moitié des patients avec une urticaire recevaient un anti-histaminique, dont la moitié ne déclaraient aucune efficacité.

2.4 Caractéristiques du prurit

« **Quels sont les moyens que vous avez trouvés pour soulager vos démangeaisons ?** »
A cette question ouverte, les réponses étaient :

- 20% : les topiques : crème, pommade, eau thermale
- 20% : le grattage
- 16% : aucun
- 15% : l'eau froide ou tiède, les glaçons
- 14% : la douche, le bain
- 5% : les occupations (télévision, lecture, internet)
- 4% : l'eau chaude

« **Quels sont les facteurs qui aggravent vos démangeaisons ?** »
A cette question ouverte, les réponses étaient :

- 22% : la chaleur
- 16% : les facteurs psychologiques (stress, anxiété, inactivité, manque de sommeil, fatigue)
- 15% : le frottement des tissus (coutures des vêtements, serviettes, draps, chaussettes)

- 11% : la douche, le bain, l'eau, l'humidité
- 9% : la transpiration
- 7% : le grattage notamment prolongé

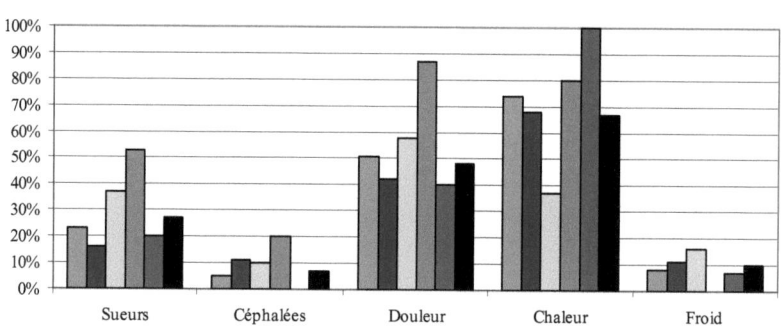

Taux de réponse à la question 94%

FIG. 2.6 – Symptômes associés

La chaleur et la douleur sont les symptômes associés les plus fréquents en général.

La dermatite atopique est la pathologie où les symptômes associés surviennent le plus souvent. Les sensations de sueurs (p=0,014), céphalées (p=0,039) et douleur (p=0,0015) sont significativement plus fréquentes que dans les autres groupes. La sensation de froid n'est jamais ressentie.

La sensation de chaleur est significativement plus fréquente dans l'urticaire (p=0,041 et présente chez tous les patients), elle est significativement moins fréquente dans la gale (p=0,0021) que dans les autres pathologies.

Le froid est une sensation peu fréquente.

CHAPITRE 2. RÉSULTATS

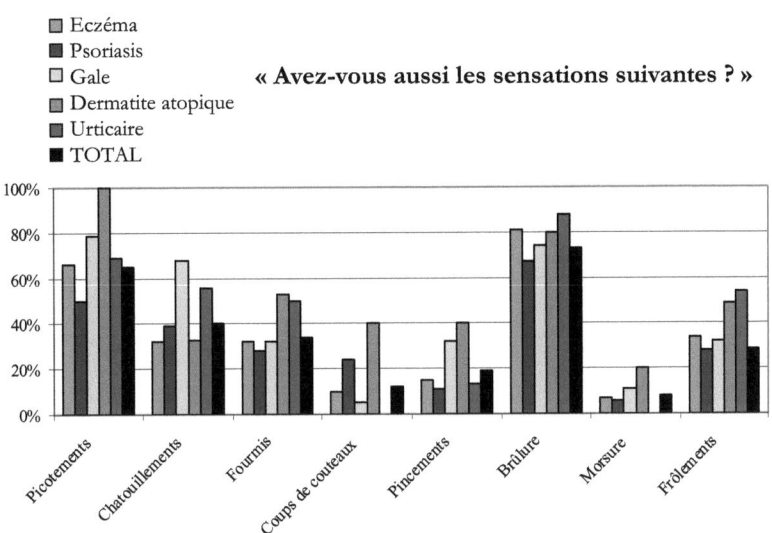

Fig. 2.7 – Autres sensations ressenties

Les brûlures et les picotements sont les sensations les plus fréquemment ressenties en général. Les sensations de coups de couteaux, pincements et morsures sont plus rares.

C'est dans la dermatite atopique qu'on observe le plus souvent des sensations accompagnatrices. Ainsi les sensations de picotements (p=0,0116), de pincements (p=0,0278), de coups de couteaux (p=0,012) sont significativement plus fréquentes que dans les autres pathologies.

La sensation de châtouillement est la plus souvent observée dans la gale (68% des patients), elle est significativement plus fréquente (p=0,081) que dans les autres groupes.

Les sensation de fourmis, de brûlures et de frôlements ne sont pas associées à une pathologie particulière en analyse univariée.

2.5 Intensité

« Quelle est l'intensité de vos démangeaisons sur une échelle de 0 à 10 ? (0 : absence de démangeaisons, 10 : les pires démangeaisons que vous puissiez imaginer) »

	Eczéma	Psoriasis	Gale	Dermatite atopique	Urticaire	TOTAL
Maintenant	3,9	3,9	4,0	3,7	4,7	4,0
Pire moment	8,3	7,4	8,3	9,2	8,7	8,4
Meilleur moment	2,2	2,2	2,0	1,8	2,4	2,0
Moyenne	5,4	4,3	5,0	4,8	5,3	5,3

Taux de réponse à la question 84%

TAB. 2.4 – Moyenne de l'intensité du prurit par pathologie

Le prurit de l'urticaire a l'intensité la plus forte au moment de la consultation et, dans le meilleur moment, elle reste la dermatose la plus prurigineuse. Le prurit de la dermatite atopique est d'intensité la plus forte dans le pire moment mais la plus faible au moment de la consultation et dans le meilleur moment. Le prurit du psoriasis a l'intensité la moins forte au pire moment et en intensité moyenne.

En analyse univariée, le prurit de la dermatite atopique a une intensité significativement plus élevée (p=0,038) au pire moment. Il n'y a pas de différence significative au niveau de l'intensité moyenne.

2.6 Effet des activités

« Quel est l'effet des activités quotidiennes sur vos démangeaisons ? »

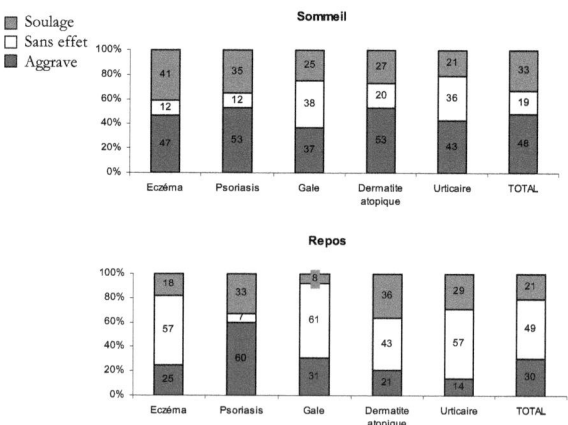

Le sommeil a un effet variable. Il est plutôt considéré comme un facteur aggravant par les patients dans les 5 groupes.

Le repos aggrave nettement le prurit dans le psoriasis (60% des cas). Dans les autres groupes, il n'a aucun effet dans environ la moitié des cas, ou un effet variable.

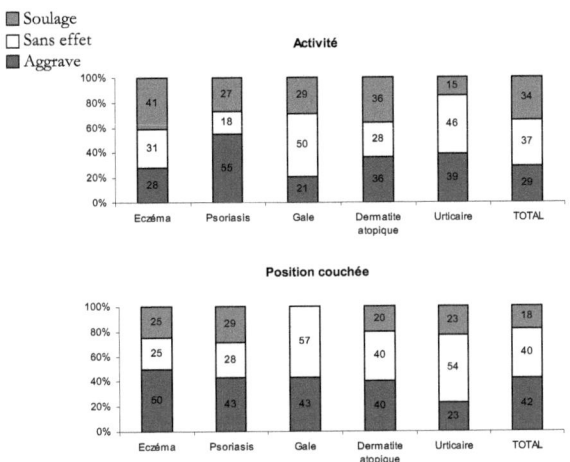

L'activité a tendance à soulager le prurit dans l'eczéma (chez 41% des patients) alors qu'elle l'aggrave dans le psoriasis (chez 55% des patients). Elle n'a pas d'effet ou un effet variable dans les autres groupes.

La position couchée a un effet variable, elle a plutôt tendance à aggraver le prurit sauf dans l'urticaire où elle a peu d'effet.

CHAPITRE 2. RÉSULTATS

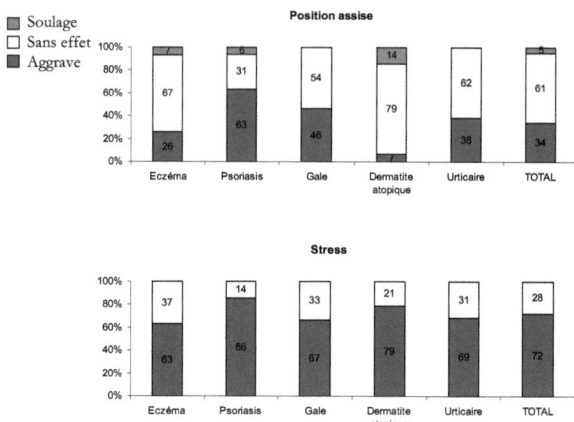

La position assise a peu d'effet, sauf dans le psoriasis où elle est un facteur aggravant pour 63% des patients.

Le stress est un net facteur aggravant dans tous les groupes, il est le plus aggravant dans le psoriasis (86% des patients) puis dans la dermatite atopique (79% des patients). En analyse univariée, on ne retrouve pas de différence significative selon les groupes.

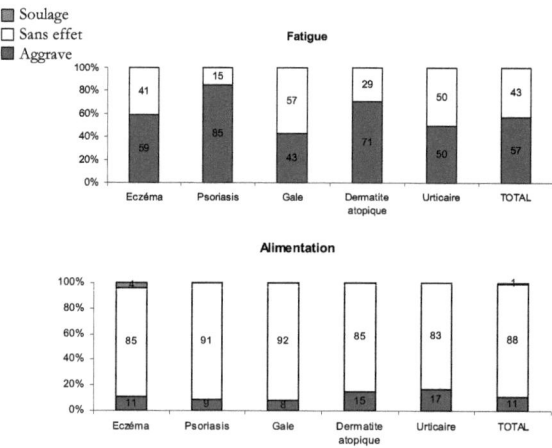

La fatigue aggrave nettement le prurit dans le psoriasis (85% des patients) et la dermatite atopique (71% des patients). Elle a aussi tendance à l'aggraver dans l'eczéma et l'urticaire mais pour un nombre moins important de patients.

La fatigue aggrave significativement plus souvent le prurit au cours du psoriasis (p=0,031) que dans les autres pathologies.

L'alimentation n'a pas d'effet sur le prurit dans les 5 groupes.

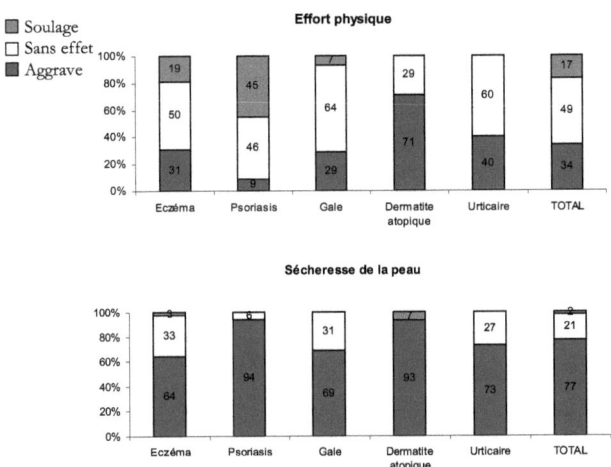

L'effort physique aggrave le prurit de la dermatite atopique chez 71% des patients. Ce facteur est significativement (p=0,001) aggravant dans la dermatite atopique par rapport aux autres groupes.

L'effort physique soulage le prurit du psoriasis chez 45% des patients. Ce facteur est significativement améliorant (p=0,0073) dans le psoriasis par rapport aux autres groupes.

La sécheresse de la peau est un facteur aggravant net dans tous les groupes, notamment dans le psoriasis (94% des patients) et la dermatite atopique (93% des patients).

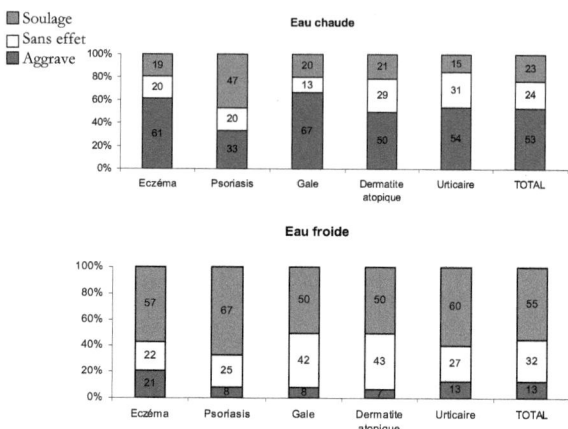

L'eau chaude est le plus souvent un facteur aggravant, dans plus de la moitié des cas pour l'eczéma, la gale, la dermatite atopique et l'urticaire. Elle a un effet plus variable dans le psoriasis, où elle est un facteur améliorant pour 47% des patients. Le psoriasis est significativement plus souvent (p=0,04) amélioré par l'eau chaude que les autres pathologies.

L'eau froide est un facteur qui soulage le prurit le plus souvent, dans les différents groupes.

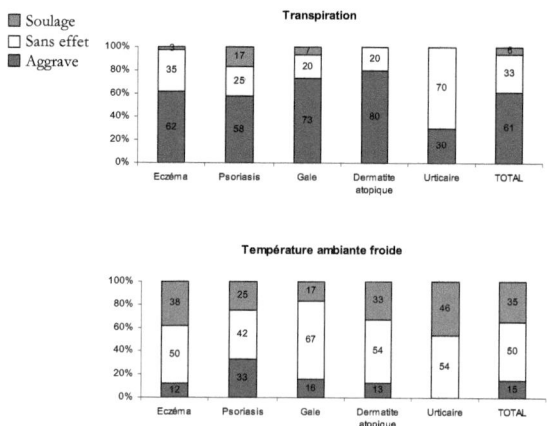

CHAPITRE 2. RÉSULTATS

La transpiration est un facteur aggravant net dans l'eczéma, le psoriasis, la gale et surtout la dermatite atopique (chez 80% des patients). Dans l'urticaire, c'est un facteur aggravant pour seulement 30% des patients. En analyse univariée, on ne retrouve pas de différence selon la pathologie.

Une température ambiante froide n'a pas d'effet sur le prurit pour la majorité des patients des différents groupes. On note toutefois que c'est un facteur améliorant pour 46% des patients avec une urticaire et un facteur aggravant pour 33% des patients avec un psoriasis.

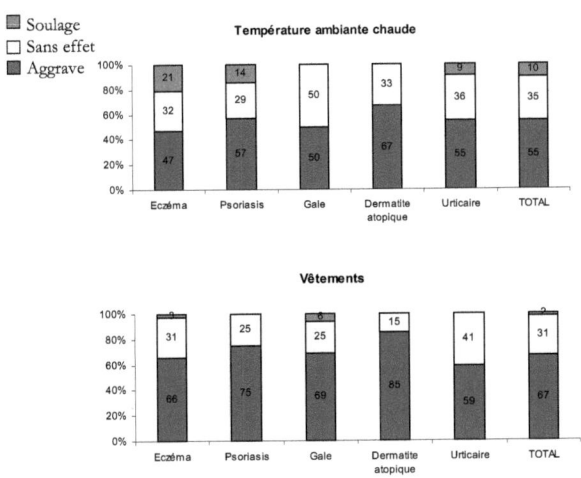

FIG. 2.8 – Effets de différentes activités sur le prurit
Taux de réponse moyen pour les activités : 71,2%

La température ambiante chaude est majoritairement un facteur aggravant dans tous les groupes, notamment dans la dermatite atopique (67% des patients).

Les vêtements sont un facteur aggravant dans tous les groupes, notamment dans la dermatite atopique (85% des patients).

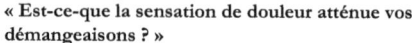

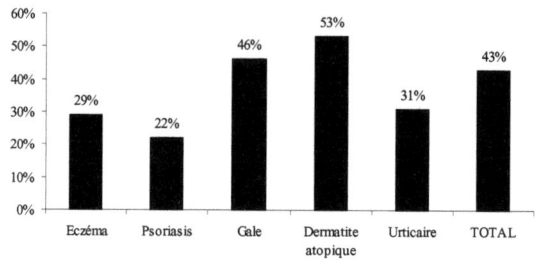

FIG. 2.9 – Effet de la douleur

La sensation de douleur atténue le prurit chez 53% des patients avec une dermatite atopique et seulement chez 22% des patients avec un psoriasis. Cependant en analyse univariée on ne retrouve pas de différence selon la pathologie.

2.7 Grattage

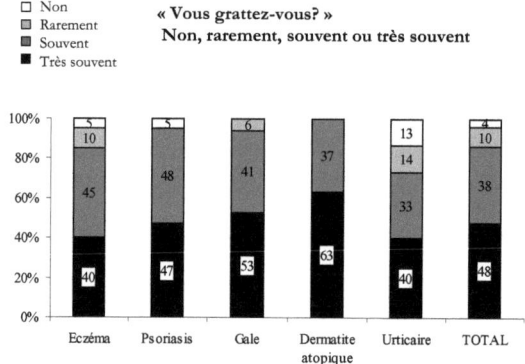

FIG. 2.10 – Fréquence du grattage

CHAPITRE 2. RÉSULTATS

Tous les patients se grattent beaucoup comme témoignent la fréquence des items souvent et très souvent. Les patients avec une dermatite atopique sont ceux qui se grattent le plus : ils ont tous répondu souvent ou très souvent. Les patients avec une urticaire sont ceux qui se grattent le moins car 27% ne se grattent pas ou rarement.

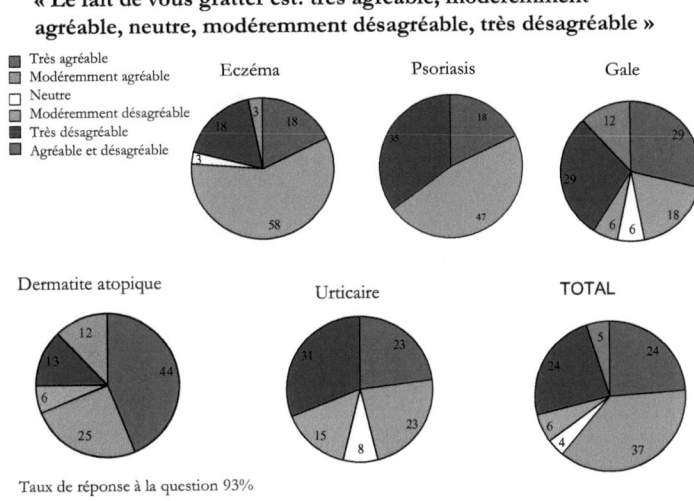

FIG. 2.11 – Effet agréable ou désagréable du grattage

Certains patients ont cochés 2 cases : agréable et désagréable (représenté en gris sur le diagramme). Le grattage est majoritairement agréable pour les patients avec un eczéma (76%), un psoriasis (65%) et une dermatite atopique (69%). Pour les patients avec une gale ou une urticaire, la répartition entre les sensations agréable et désagréable est équilibrée.

A la question ouverte « **Qu'utilisez-vous pour vous gratter ?** », les patients ont répondu :

- 51 % : doigts, mains
- 38 % : ongles
- 18 % : matériel (brosse, peigne, gant de toilette, serviette, coin de porte, dossier de fauteuil, mur, couteau, fourchette, crayon, règle)

CHAPITRE 2. RÉSULTATS

Ensuite le médecin notait s'il existait des lésions de grattage à l'examen clinique :

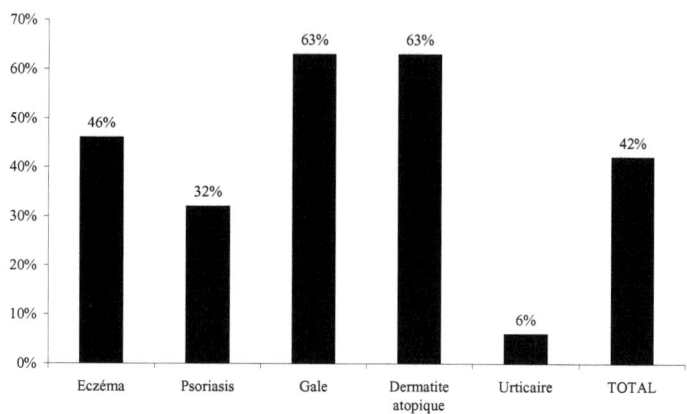

FIG. 2.12 – Présence de lésions de grattage

Des lésions de grattage étaient présentes fréquemment chez les patients avec une gale ou une dermatite atopique (63% dans les 2 cas) et significativement plus fréquentes (respectivement p=0,079 et p=0,045) que dans les autres groupes.
Les lésions de grattage étaient rares chez les patients avec une urticaire : 6% soit 1 patient sur les 19 (ce cas non représentatif n'a pas été étudié ensuite) et la faible fréquence était retrouvée en analyse univariée (p=0,002).

CHAPITRE 2. RÉSULTATS

Parmi les patients avec des lésions de grattage, le médecin précisait la présence d'une lichénification ou de papules de prurigo :

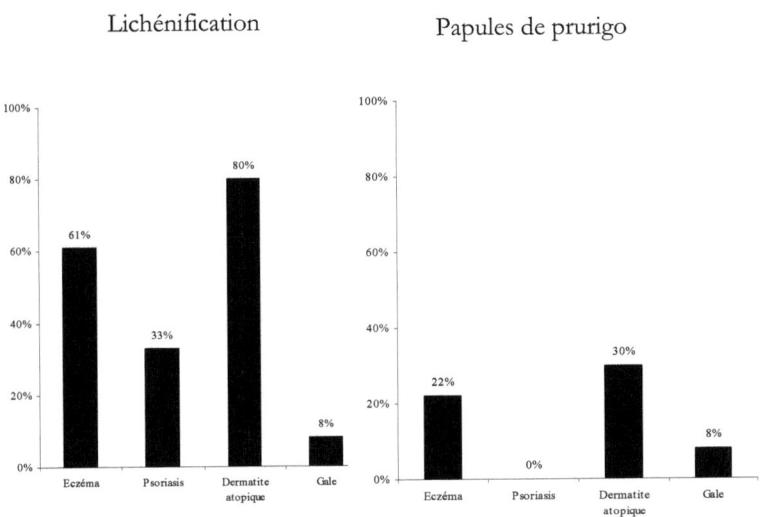

FIG. 2.13 – Présence de lésions de grattage de type lichénification ou papules de prurigo

La lichénification était observée très fréquemment chez les patients avec une dermatite atopique, également dans l'eczéma mais de manière moins fréquente. Les papules de prurigo étaient peu fréquentes, le plus souvent observées dans la dermatite atopique (30% des patients).

Parmi les lésions de grattage, le médecin notait aussi s'il existait des excoriations et leurs caractéristiques :

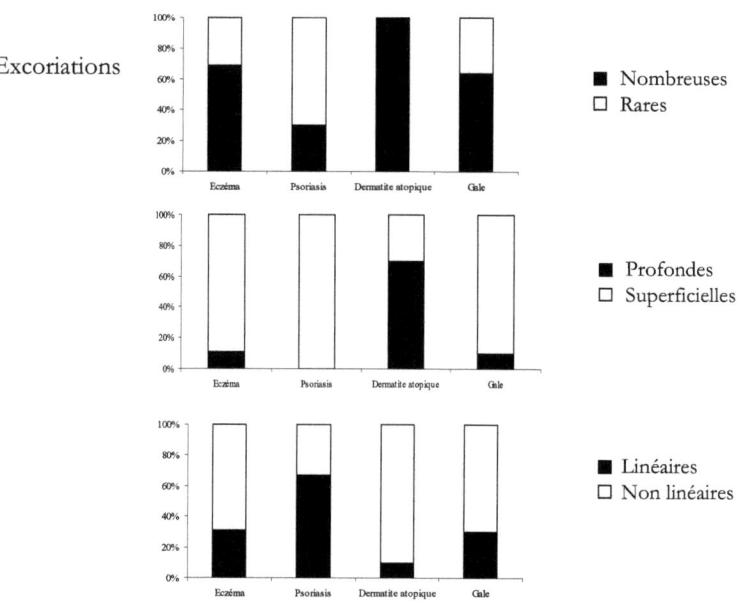

FIG. 2.14 – Présence de lésions de grattage de type excoriations

Dans la dermatite atopique, les excoriations étaient toujours nombreuses, alors que leur nombre était variable dans les autres groupes. Les excoriations de la dermatite atopique étaient remarquables par leur caractère profond, ce qui était rare dans les autres pathologies. Les excoriations étaient le plus souvent non linéaires, excepté dans le psoriasis où 67% des patients avaient des excoriations linéaires.

2.8 En résumé

Les différentes pathologies présentent des **caractéristiques communes** du prurit :
- majoration le soir
- aggravation par le stress, la sécheresse de la peau, l'eau chaude
- soulagement par l'eau froide

On retrouve aussi des **particularités** selon les pathologies (tableau 2.5).

Dermatite atopique	Fréquente sensation de douleur, chaleur, sueur
	Fréquentes sensations de picotements, fourmis, coups de couteaux, pincements, morsures
	Evolution par poussées : intensité la plus forte lors des poussées
	Aggravation par l'effort physique et la transpiration
	La sensation de douleur atténue souvent le prurit
	Lésions de grattage fréquentes : lichénification, papules de prurigo, excoriations nombreuses et profondes
Psoriasis	Intensité et fréquence plus faibles
	Souvent soulagé par l'eau chaude
	Aggravé par la fatigue, le repos, la position assise
	Excoriations souvent linéaires
Urticaire	Début brutal, prurit souvent continu
	Fréquente sensation de chaleur et de brûlure
	Pas d'effet de la transpiration
	Grattage agréable ou désagréable selon les patients
	Pas de lésions de grattage
Gale	Fréquente sensation de chatouillements
	Grattage aussi souvent agréable que désagréable

TAB. 2.5 – Particularités du prurit par pathologie

Pour l'eczéma, aucune particularité sémiologique n'est mise en évidence. Les résultats retrouvés sont toujours dans la moyenne par rapport aux autres pathologies.

Chapitre 3

Discussion

3.1 Population

Parmi les 5 groupes, on observe une hétérogénéité au niveau du sexe et de l'âge, qui est liée au type de dermatose. On peut se demander si ces paramètres influencent le ressenti du prurit, indépendamment du type de pathologie. Des études ont mis en évidence des différences selon le sexe. Chez des patients avec un psoriasis, Amatya et al. [51] ont retrouvé une fréquence et une intensité du prurit plus élevées chez les femmes que chez les hommes et les sensations associées (douleur, chaleur) étaient également plus fréquentes chez les femmes. Egalement dans le psoriasis, Sampogna et al. [52] ont retrouvé une fréquence plus importante de sensations de type picotements et fourmis chez les femmes par rapport aux hommes. Cependant ces résultats sont à modérer car les facteurs confondants comme l'origine ethnique, l'âge et les facteurs psychologiques n'ont pas été pris en compte, comme cela a pu être fait dans des études sur la perception de la douleur [53]. Dans notre étude, la différence de ressenti selon les sexes n'a pas pu être étudiée, l'effectif ne permettant pas de faire des sous-groupes. Nous n'avons pas retrouvé de données sur le ressenti du prurit selon l'âge.

Dans notre étude, le critère de sélection était le prurit, ce qui ne nous donne pas d'information sur la prévalence du prurit dans les pathologies étudiées. Dans la dermatite atopique, le prurit est un élément constant. Dans la dernière version des critères diagnostiques établis par l'United-Kingdom working party [54], le seul critère obligatoire est : « dermatose prurigineuse ou parents rapportant que l'enfant se gratte ou se frotte ». Le psoriasis était quant à lui historiquement décrit comme non prurigineux. En fait dans les études, un prurit est retrouvé chez environ 80% des patients [45, 51]. L'eczéma regroupe des formes variées dans lesquelles le prurit est fréquent mais ne semble pas être constant. Dans la gale, le prurit est constant et fait partie des arguments diagnostiques : « notion d'un prurit à recrudescence nocturne, épargnant le visage ». Le prurit est également constant dans l'urticaire qui se définit par une éruption « monomorphe, fugace, migratrice et prurigineuse ».

3.2 Chronologie

On observe des différences dans la chronologie du prurit selon les groupes, les caractéristiques principales sont résumées dans le tableau 3.1.

	Eczéma	Psoriasis	Gale	Dermatite atopique	Urticaire
Ancienneté	variable	chronique	subaigu	chronique	aigu
Début	progressif	progressif	progressif	progressif	brutal
Rythme	intermittent	intermittent	intermittent	intermittent	intermittent ou continu
Fréquence	quotidien	quotidien ou presque	quotidien	quotidien ou presque	quotidien ou presque

TAB. 3.1 – Résumé de la chonologie par groupe

3.2.1 Prurit aigu et chronique

En fonction de la chronicité, on peut différencier deux groupes : un prurit plutôt aigu (urticaire, gale) ou plutôt chronique (dermatite atopique, psoriasis) dont les caractéristiques sont très différentes.

Dans le prurit chronique, plusieurs mécanismes se mettent en place aboutissant à un auto-entretien. De nombreux médiateurs de l'inflammation peuvent amener à l'activation des fibres nerveuses médiant le prurit [20]. En plus de cet effet direct, plusieurs de ces substances peuvent aussi produire des **modifications durables dans la peau**. Des études ont montré que des patients avec une dermatite atopique avaient des taux significativement élevés de NGF et substance P [55], ce qui peut contribuer à l'augmentation des fibres du prurit et donc à un prurit plus intense et chronique [14]. De plus, en inhibant l'apoptose et en induisant la prolifération, le NGF induit une augmentation du nombre de mastocytes et par conséquent une surproduction d'autres substances potentiellement pruritogènes comme la substance P, ceci aggravant un prurit existant ou le faisant persister. Par ailleurs la stimulation chronique des neurorécepteurs comme les récepteurs de l'histamine ou la capsaïcine (TRPV1) par les médiateurs de l'inflammation (comme la bradykinine, les prostaglandines) amène à un **abaissement du seuil de stimulus** de ces récepteurs. Les fibres nerveuses ainsi sensibilisées déclenchent un prurit plus facilement [14].

Par ailleurs le prurit chronique est déclenché plus facilement par divers stimuli. En effet comme pour la sensibilisation à la douleur, l'**alloknésie** (prurit déclenché ou aggravé par des stimuli normalement non pruritogènes) et l'**hyperknésie** (stimulus prurigineux normal perçu comme intense) peuvent survenir dans le prurit [20, 30]. Des études chez des patients avec une dermatite atopique ont montré qu'un stimulus normalement perçu comme douloureux comme un stimulus électrique ou l'application d'acétylcholine sur des lésions cutanées peut être perçu comme un prurit (=alloknésie) [56]. Chez les patients où le prurit est associé à des modifications cutanées, cela signifie que de nombreux stimuli physiques, chimiques ou biologiques peuvent entretenir ou exacerber le prurit.

3.2.2 Survenue dans la journée

On observe que le prurit est augmenté le soir et la nuit dans toutes les dermatoses. De nombreuses études [46, 57, 58] retrouvent cette prédominance en fin de journée. Le mécanisme est peu clair, les hypothèses émises sont la fatigue en fin de journée, l'atmosphère chaude du lit, ou la diminution d'activité le soir par rapport à la journée (l'activité cérébrale étant alors plus disponible pour le prurit). Une autre explication possible serait la modification circadienne des neuromédiateurs [47]. Dans la gale, l'aggravation nocturne du prurit est typique et fait partie des arguments diagnostiques. Nous retrouvons en effet une survenue plus fréquente du prurit le soir et la nuit, mais qui se retrouve aussi dans les autres groupes, n'en faisant pas une spécificité.

3.3 Traitements

Le traitement du prurit est d'abord celui de la maladie en cause en faisant appel par exemple aux émolllients ou aux dermocorticoïdes. Les anti-histaminiques sont utilisés pour traiter spécifiquement le prurit dans des maladies variées. Dans notre étude, parmi les patients utilisant des anti-histaminiques, de 0 à 34% déclarent une efficacité à long terme selon les pathologies, ce qui est faible. L'histamine n'est généralement pas le seul médiateur impliqué dans le prurit, expliquant que les anti-histaminiques soient souvent inefficaces. Dans une étude chez des patients avec une dermatite atopique, Chrostowska et al. [57] ne retrouvent pas de différence dans l'intensité du prurit entre les patients avec (78% des patients) et sans anti-histaminiques. Il est généralement admis que les anti-histaminiques sont peu efficaces pour traiter le prurit en dehors de l'urticaire et leur utilisation est très variable selon les études, allant par exemple pour le psoriasis de 2% [51] à 45% [45].

En revanche, l'effet des anti-histaminiques dans l'urticaire est bien établi [59] et c'est la seule dermatose prurigineuse qui a l'AMM pour cette classe de médicament. Dans une étude chez des patients avec une urticaire chronique, Yosipovitch et al. [46] retrouvent une efficacité supérieure des anti-histaminiques dans l'urticaire, par rapport à d'autres pathologies comme le psoriasis ou la dermatite atopique.

Cette différence d'efficacité des anti-histaminiques, liée à des physiopathologies variées est un argument pour penser qu'il n'existe pas un seul mais plusieurs prurits.

3.4 Caractéristiques

3.4.1 Dans la dermatite atopique

C'est dans la dermatite atopique qu'il existe le plus fréquemment des sensations accompagnatrices : sueurs, céphalées, douleur, chaleur. Yosipovitch [60] et Dawn [61] dans leurs études chez des patients avec une dermatite atopique mettent aussi en évidence une fréquence élevée de sensations de chaleur, douleur, sueur (tableau 3.2).

CHAPITRE 3. DISCUSSION   53

Les fréquences que nous retrouvons sont supérieures à leurs études, ce qui peut s'expliquer par la sévérité de la dermatose chez nos patients vus à l'hôpital.

La douleur est une sensation ressentie par 87% des patients avec une dermatite atopique, ce qui est très supérieur aux autres pathologies. Ce symptôme est fréquemment associé au prurit. Ceci peut suggérer que le prurit et la douleur chroniques peuvent avoir des réseaux de neurones communs, qui pourraient être stimulés par les même sensations. Mais il est plus probable que cette douleur soit liée aux excoriations.

C'est aussi dans la dermatite atopique qu'on retrouve le plus de sensations autres que le prurit. Ainsi parmi les 5 groupes, on retrouve la fréquence la plus élevée de picotements, fourmis, coups de couteaux, pincements, morsures et un taux élevé de brûlures et frôlements. Ceci s'explique probablement par les modifications chroniques de la peau, et les phénomènes d'alloknésie et d'hyperknésie.

	Notre étude n=16	Yosipovitch 2002 [60] n=100	Dawn 2009 [61] n=304	Chrostowska 2009 [57] n=89
Chaleur	80 %	51 %	53 %	-
Douleur	87 %	45 %	58 %	-
Sueur	53 %	40 %	25 %	-
Châtouillement	33 %	54 %	-	54 %
Picotements	100 %	49 %	-	6 %
Fourmis	53 %	69 %	-	-
Couteaux	40 %	11 %	-	-
Pincements	40 %	14 %	-	-
Brûlure	80 %	48 %	-	49 %

TAB. 3.2 – Fréquence des sensations ressenties dans la dermatite atopique

3.4.2 Dans le psoriasis

Les sensations accompagnantes sont également fréquentes dans le psoriasis (tableau 3.3), mais moins que dans la dermatite atopique. Comme pour la dermatite atopique, on retrouve une variabilité selon les études, pour une même maladie.

	Notre étude n=19	Yosipovitch 2000 [45] n=101	Amatya 2008 [51] n=80
Chaleur	68 %	55 %	20 %
Douleur	42 %	17 %	25 %
Sueur	16 %	20 %	-
Châtouillement	39 %	23 %	30 %
Fourmis	28 %	23 %	25 %
Brûlure	67 %	17 %	-

TAB. 3.3 – Fréquence des sensations ressenties dans le psoriasis

Il semble exister des différences de ressenti du prurit selon la pathologie, mais aussi selon la forme clinique. Sampogna et al. [52] ont fait une étude sur les symptômes ressentis chez des patients avec diverses formes de psoriasis. Ils montrent une grande variabilité parmi les différents sous-types cliniques. Par exemple la douleur est ressentie chez 10% des patients avec un psoriasis en goutte et 43% des patients avec un psoriasis palmo-plantaire, les brûlures chez 34% des patients avec un psoriasis en goutte et 53% avec un psoriasis palmo-plantaire. De la même façon, on peut penser qu'il existe des différences entre l'urticaire aigu et chronique et dans les différentes formes d'eczéma (nummulaire, dyshidrosique...).

3.4.3 Dans la gale

C'est dans la gale qu'on observe le plus souvent la sensation de châtouillements, et les sensations de picotements et brûlures sont aussi fréquentes. Ceci pourrait être secondaire à la réaction locale à la présence ou à l'activité du parasite [62].

3.5 Intensité

La dermatite atopique a la plus forte intensité (dans le pire moment) et aussi la plus faible (dans le meilleur moment), en lien avec les poussées de la maladie. Le prurit de la dermatite atopique est retrouvé comme étant un des plus intenses (souvent supérieur à 9) lors de la mesure par des échelles visuelles [57]. La moyenne de l'intensité dans le psoriasis est la plus faible des 5 groupes, ce qui va dans le sens des autres études [51].

Darsow et al. [18] ont comparé l'intensité du prurit dans deux groupes de patients : avec une dermatite atopique et une urticaire chronique. Ils ne retrouvaient pas de différence significative en comparant les scores de l'échelle visuelle analogique. Cependant le score mesuré par « l'Eppendorf Itch questionnaire » était significativement plus élevé chez les patients avec une dermatite atopique. Ceci était principalement dû à des choix plus élevés dans les items affectifs choisis par les patients avec une dermatite atopique. Il n'y avait pas donc pas de différence de l'intensité pure du prurit mais une différence de perception du symptôme qu'ils expliquent par la chronicisation de la sensation de prurit.

3.6 Activités

Le **sommeil** est considéré comme un facteur aggravant par un certain nombre de patients. Ceci peut s'expliquer par le fait que le prurit est plus présent le soir et la nuit, également par l'inactivité lors de l'endormissement. Si le prurit n'est pas insomniant, le sommeil peut être considéré comme un élément qui soulage car le prurit n'est alors plus ressenti.

Le **stress** aggrave le prurit des 5 dermatoses et en particulier le psoriasis. Ce facteur aggravant a été retrouvé dans plusieurs études [51,58]. Le mécanisme n'est pas totalement compris [63], le stress psychologique engendre des modifications des taux de certains neuropeptides comme la substance P à la fois dans le système nerveux central et les tissus périphériques. Des médiateurs variés comme les neuropeptides, en plus de l'histamine relarguée des terminaisons nerveuses amyélinisées, pourraient jouer un rôle. On sait aussi que l'augmentation de substance P favorise la dégranulation des mastocytes dans les conditions de stress. L'interaction entre les nerfs, les neuropeptides et les mastocytes amène à une inflammation prurigineuse.

La **sécheresse de la peau** est un facteur aggravant pour toutes les dermatoses notamment la dermatite atopique (93% des patients) et le psoriasis (94% des patients), probablement en réduisant le seuil de prurit comme dans le prurit sénile. Les émollients constituent un élément clé de la prise en charge de la dermatite atopique. Ils sont en revanche moins utilisés dans le psoriasis. D'après nos résultats, on peut penser qu'insister sur leur utilisation pourrait améliorer la qualité de vie en diminuant le prurit des patients avec un psorias.

L'**eau froide** soulage le prurit dans toutes les dermatoses. La sensation de prurit peut être inhibée en substituant à la température de la peau normale une autre sensation qui interfère avec le prurit : le froid, ou la chaleur douloureuse [19]. Le soulagement du prurit par le froid a été montré expérimentalement. Plusieurs hypothèses peuvent l'expliquer : la première est la vasoconstriction des vaisseaux sanguins de la peau, amenant à une diminution locale des substances induisant le prurit. L'autre hypothèse est la diminution d'excitabilité des fibres nerveuses par le froid, y compris les fibres C médiant le prurit. Enfin la dernière hypothèse, probablement la plus vraie, est une interaction entre les fibres C et les fibres Aδ médiant le froid, dans le même principe que le *gate control* de la douleur. L'application de menthol, connu pour être un activateur chimique des fibres Aδ sensibles au froid, a le même effet sur le soulagement du prurit que le froid [27].

L'**eau chaude** et les températures ambiantes chaudes aggravent le prurit dans la majorité des dermatoses étudiées, mais pas dans le psoriasis dont le prurit est plutôt amélioré par l'eau chaude. Dans une étude chez des patients avec un psoriasis, Yosipovitch et al. [45] remarquent aussi que le prurit est plus souvent amélioré qu'aggravé par l'eau chaude. Ils pensent que les variations de température pourraient avoir des effets différents sur le prurit : des températures modérement chaudes (comme une température ambiante chaude) l'augmenteraient, alors que des températures autour de 40°C (l'eau chaude) le soulageraient en stimulant les fibres douloureuses, créant un effet de blocage expliqué par la théorie du *gate control*. L'eau chaude pourrait aussi soulager simplement par l'effet du flux d'eau, comme pour l'eau froide [44].

Une **température ambiante chaude** est un facteur aggravant dans toutes les pathologies, elle pourrait augmenter la sensation de prurit par son effet sur les terminaisons nerveuses.

L'**effort physique** aggrave nettement le prurit chez les patients avec une dermatite atopique. On peut penser que cette aggravation est secondaire à la **transpiration**. En effet la transpiration est un facteur aggravant pour les 5 dermatoses, en particulier dans la dermatite atopique (80% des patients). L'existence d'un prurit lors de la transpiration est un des critères mineurs pour le diagnostic de dermatite atopique, proposé par Hanifin et Rajka [64]. Lors de l'évaporation de l'eau, la sueur devient hypertonique. Chez les sujets avec une barrière altérée, le changement en concentration ionique sur la surface cutanée pourrait activer les terminaisons nerveuses, et ainsi créer un prurit. L'absence d'altération de barrière cutanée dans l'urticaire pourrait expliquer que la transpiration ne soit déclarée comme facteur aggravant que chez 30% des patients. Dans notre étude, la transpiration est plus souvent un facteur aggravant pour les patients avec une dermatite atopique qu'un psoriasis, ce que retrouvent également Oneil et al. [65]. Outre l'altération de barrière cutanée, l'autre facteur serait la surréactivité du système autonome dans la dermatite atopique. Ces patients ont une réponse sympathique augmentée lors du prurit et du grattage, et montrent une adaptabilité physiologique plus faible en réponse au stress [66].

En revanche dans le psoriasis, l'activité physique est souvent un facteur améliorant, peut-être en occupant l'esprit de ces patients et en procurant une sensation de bien-être. En effet le prurit dans le psoriasis semble plus influencé par les facteurs psychologiques que dans les autres groupes (stress, fatigue).

Le **frottement des vêtements** est cité spontanément comme facteur aggravant par les patients. Les vêtements aggravent le prurit dans toutes les pathologies, notamment la dermatite atopique, probablement car l'altération de barrière cutanée est plus importante dans cette dermatose. Dans une étude chez des patients avec un psoriasis [51], les plus fréquemment cités comme facteurs aggravants étaient la laine, les matières synthétiques et les vêtements chauds. L'idée reçue selon laquelle le déshabillage augmenterait le prurit est donc fausse.

La **sensation de douleur** est connue pour inhiber le prurit, et ceci a été montré expérimentalement par l'utilisation de stimuli thermiques, mécaniques et chimiques [31]. Il est intéressant de remarquer les différences entre les groupes : 53% des patients avec une dermatite atopique jugent leur prurit soulagé par la douleur, contre seulement 22% des patients avec un psoriasis.

3.7 Grattage

3.7.1 Sensation de plaisir

La majorité des patients avec un eczéma, un psoriasis ou une dermatite atopique perçoivent le grattage comme agréable. En revanche les patients avec une urticaire ou une gale le perçoivent aussi souvent comme désagréable qu'agréable. Pour un certain nombre de patients, le grattage est agréable au début puis devient désagréable. Ils l'ont ainsi noté dans les moyens pour soulager mais aussi dans les facteurs aggravants.

Le grattage à court terme est souvent agréable. En effet le grattage active des réseaux de plaisir et désactive les aires impliquées dans les émotions désagréables [16]. Le grattage peut aussi être perçu comme agréable car il diminue le prurit lorsqu'il est remplacé par la douleur. Dans une étude chez des patients avec un psoriasis [58], 75% des patients disaient se gratter jusqu'au saignement. Les voies nerveuses du prurit se projettent dans les aires frontales (préfrontales et orbitofrontales) qui sont aussi impliquées dans les troubles obsessionnels compulsifs. Ceci explique le plaisir qui peut accompagner le grattage violent et qui entretient le cycle incontrôlable prurit-grattage [67]. Cet aspect hédonique du grattage peut être problématique dans le prurit chronique : des patients avec une dermatite atopique disent parfois se gratter jusqu'à la disparition de la sensation agréable plutôt que la disparition du prurit. Cependant ces aspects hédoniques n'expliquent pas toutes les formes de grattage car les patients peuvent passer une partie de leur sommeil à se gratter. En effet les études ont montré que le grattage survient lors de tous les stades de sommeil.

Au contraire, le grattage féroce et prolongé dans les prurits chroniques induit des lésions cutanées qui intensifient le prurit, entretenant un cercle vicieux. En effet le grattage peut favoriser l'inflammation, avec une augmentation du nombre de médiateurs de l'inflammation pruritogènes. Il favorise également la prolifération épidermique, avec une augmentation du nombre de kératinocytes qui produisent notamment l'interleukine.

3.7.2 Lésions de grattage

Le comportement de grattage est décrit pour être spécifique selon la dermatose en cause, comme le frottement dans l'urticaire et le lichen plan, le grattage sévère avec des excoriations dans la dermatite atopique ou les nodules excoriés avec les ongles dans le prurigo nodulaire [27]. Dans notre étude, les patients avec une urticaire sont nombreux à déclarer se gratter alors que les lésions de grattage sont rarement observées. Les maladies impliquant les mastocytes comme l'urticaire ou la mastocytose ne s'accompagnent habituellement pas de lésion de grattage. Ceci s'expliquerait par le fait que le prurit purement histaminique est soulagé en caressant ou frottant plutôt qu'en grattant la peau, ce qui n'est pas traumatique [60, 67]. Dans la dermatite atopique, les lésions de grattage sont remarquables par l'existence d'une lichénification fréquente (favorisée par la chronicité), des excoriations très nombreuses et profondes. C'est dans le psoriasis que les excoriations sont le plus souvent linéaires.

3.8 Dans la littérature...

Les données sur la sémiologie du prurit propre à chaque pathologie sont peu nombreuses. Metz, dans une revue de la littérature récente sur le prurit chronique, résume les connaissances sur les caractéristiques du prurit dans des maladies variées [20]. Dans la dermatite atopique, il note qu'il existe souvent une sensation de brûlure après le grattage, que le grattage exacerbe le prurit et qu'il existe un phénomène d'alloknésie. Dans le psoriasis, le prurit est strictement limité aux plaques de psoriasis et il s'agit d'un prurit pur, sans autre sensation. Dans l'urticaire et la mastocytose, le prurit est parfois induit de façon mécanique et les patients évitent de se gratter.

L'analyse qualitative du prurit a principalement été réalisée dans deux dermatoses : la dermatite atopique [1, 57, 60, 61] et le psoriasis [45, 51, 52, 58, 68–70]. Il existe une étude dans l'urticaire chronique [46]. Ces études contiennent des effectifs d'une centaine de patients. Leur limite est souvent l'absence d'examen clinique et donc de certitude diagnostique car il s'agit d'études faites par le biais d'internet. Il s'agit parfois aussi de questionnaires expédiés au domicile, avec un taux de réponse variable.

Lors de la mise en place de notre travail, aucune étude sur l'analyse sémiologique comparative du prurit n'avait été publiée. En janvier 2011 est parue la première étude [65] comparant les caractéristiques du prurit dans deux pathologies : le psoriasis et la dermatite atopique. Le questionnaire, inspiré de « L'Eppendorf itch questionnaire », était rempli spontanément par les patients sur internet, sur des sites référents pour chacune des dermatoses. Les effectifs sont importants : 524 patients avec dermatite atopique et 195 avec psoriasis. Les patients avec une dermatite atopique ressentaient un prurit plus fréquent et plus intense, les sensations de chaleur et transpiration étaient également plus fréquentes. Le grattage était considéré comme agréable dans les deux pathologies. Ils concluaient que la sensation de prurit est différente dans les deux pathologies. Les limites de cette étude étaient le manque de certitude diagnostic liée à l'absence d'examen clinique, le biais de sélection lié à la réponse spontanée des patients consultants le site d'information sur la dermatite atopique ou le psoriasis, et l'effectif plus important de dermatite atopique.

En avril 2011, Reich et al. [71] ont publié une étude analysant les différences de prurit entre le psoriasis et le lichen plan. Les questionnaires ont été remplis par 30 patients avec un lichen plan et 76 avec un psoriasis, lors d'une consultation. Le prurit était significativement plus sévère dans le groupe avec lichen plan, mais ces patients présentaient moins d'excoriations que dans le groupe psoriasis. Les patients avec lichen plan rapportaient le pire prurit lors d'apparition de nouvelles lésions alors que dans le psoriasis, l'intensité maximale était rapportée lors de l'extension des lésions.

Dans ces 2 études et la notre, il apparaît qu'il n'existe pas un type de prurit par maladie mais toutefois des tendances sémiologiques différentes. Ces 2 études récentes montrent l'intérêt croissant pour l'analyse qualitative du prurit.

3.9 Intérêts, limites et perspectives

Le questionnaire que nous avons utilisé paraît valide car le taux de réponse aux questions était satisfaisant. Il était autour de 95% pour la majorité des questions. Au plus bas il était à 71% pour les questions plus complexes comme l'effet des activités sur le prurit. Ce questionnaire ne prend que quelques minutes à remplir rendant son utilisation facile. Il pourrait être utilisé pour des études ultérieures.

Par ailleurs tous les patients ont été examinés, permettant un diagnostic de certitude. De plus, l'examen clinique était informatif pour l'analyse des lésions de grattage.

Cette étude a permis de mettre en évidence des spécificités dans le ressenti du prurit selon la pathologie, même s'il existe des limites à considérer.

L'une des limites de cette étude tient au nombre de patients inclus. L'effectif des sous-groupes nous a amené à sélectionner pour l'étude seulement ceux contenant

CHAPITRE 3. DISCUSSION

plus de 15 patients, les autres étant d'effectif trop limité. Ceci s'explique par un recrutement difficile pour certains groupes, en raison de la faible fréquence de la pathologie (comme les lymphomes cutanés) ou la capacité à remplir le questionnaire (comme pour les patients avec une pemphigoïde bulleuse qui sont souvent âgés et présentent des troubles des fonctions cognitives). Par ailleurs les groupes n'étaient pas homogènes car le groupe eczéma contenait deux fois plus de patients que les quatre autres groupes étudiés.

Il existe un biais de sélection car cette étude a été réalisée en milieu hospitalier avec des patients non représentatifs de la population. On peut penser que les patients vus à l'hôpital ont des pathologies plus sévères. Enfin le stade de sévérité de la maladie n'était pas évalué alors qu'il pourrait avoir une influence sur les réponses, mais le recrutement de maladies variées ne permettait pas d'évaluer la sévérité par une échelle standardisée. La forme clinique dans une même maladie serait aussi intéressante à prendre en compte notamment pour le psoriasis et l'eczéma. En effet l'étude de Sampogna et al. [52] montre que le prurit est différent selon le type de psoriasis.

Enfin dans l'interprétation des associations significatives, il faut considérer le fait qu'il s'agit d'une analyse uniquement univariée, avec parfois un manque d'informations selon les réponses. Dans cette analyse, il y a un grand nombre de tests, augmentant la chance de trouver "au hasard" des associations significatives.

Il serait intéressant de poursuivre cette étude avec un effectif plus important, en sélectionnant quelques pathologies à étudier pour les comparer ensemble ou deux par deux. La prise en compte du stade de sévérité de la maladie, évalué par des échelles validées, paraît également utile.

Conclusion

Notre étude semble montrer qu'il existe des différences dans les caractéristiques du prurit selon les pathologies. Ainsi il n'existe pas un type de prurit par maladie mais toutefois des tendances sémiologiques différentes. Cette conclusion concorde avec le résultat des études récentes de O'Neill [65] et al. comparant les prurits du psoriasis et de la dermatite atopique et de Reich et al. [71] comparant les prurits du psoriasis et du lichen plan. Des études futures avec un effectif plus important seraient intéressantes.

Par ailleurs notre questionnaire, facile à remplir, a montré sa validité par un bon taux de réponse, et semble donc pouvoir être utilisé dans des études ultérieures.

Ces spécificités de ressenti du prurit selon les dermatoses suggèrent une pathogénèse complexe et distincte. Des recherches futures sur cet aspect du prurit pourront nous aider à mieux comprendre la physiopathologie pour aboutir à des thérapies plus spécifiques selon la dermatose.

Annexes

Annexe 1 : liste des abréviations

ARA2 : antagoniste des récepteurs de l'angiotensine II
CGRP : calcitonin gene related peptide
ET1 : endotheline 1
IEC : inhibiteur de l'enzyme de conversion
IL : interleukine
IRM : imagerie par résonnance magnétique
NGF : nervous growth factor
PAR2 : proteinase activated receptor 2
TEP : tomographie par émission de positons
TNF : tumor necrosis factor
TRPA1 : transient receptor potential cation channel subfamily A member 1
TRPM8 : transient receptor potential cation channel subfamily M member 8
TRPV1 : transient receptor potential vanilloïde 1
VEGF : vascular endothelial growth factor
VIH : virus de l'immunodéficience humaine
VIP : vasoactive intestinal peptide
5HT : 5 hydroxytryptamine

ANNEXES

Annexe 3 : notre questionnaire

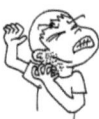

Enquête sur les démangeaisons

Date : _____   Hôpital : _____

Etes-vous: un homme ☐ une femme ☐
Quel est votre âge : _____
Etes-vous : célibataire ☐ en couple ☐ divorcé ☐ veuf ☐

1. Chronologie des démangeaisons

Depuis quand avez-vous des démangeaisons (jours, semaines, mois ou années) ?

Le début a-t-il été : brutal ☐ progressif ☐

Sont-elles : continues ☐ intermittentes ☐

A quelle fréquence ressentez-vous des démangeaisons ?
Tous les jours.. ☐
Presque tous les jours.. ☐
Toutes les semaines... ☐
Tous les mois... ☐
Rarement.. ☐

A quels moments de la journée avez-vous des démangeaisons ?

Fréquence	Jamais	Occasionnellement	Souvent	En permanence
Matin	☐	☐	☐	☐
Après-midi	☐	☐	☐	☐
Soirée	☐	☐	☐	☐
Nuit	☐	☐	☐	☐

2. Traitements

Notez les différents traitements (médicament, crème, UV, autres) que vous recevez actuellement pour traiter vos démangeaisons. Précisez leur efficacité : pas d'effet, effet à court ou long terme.

Traitements	Aucun effet	Effet à court terme (dans les 24 h)	Effet à long terme (plus de 24h)

ANNEXES 63

3. Caractéristiques des démangeaisons

Quels sont les moyens que vous avez trouvés pour soulager vos démangeaisons ?

Quels sont les facteurs qui aggravent vos démangeaisons ?

Est-ce que les sensations suivantes accompagnent vos démangeaisons ?
Sueurs... ☐
Maux de tête... ☐
Douleur dans la région des démangeaisons... ☐
Sensation de chaleur dans la région des démangeaisons..................................... ☐
Sensation de froid dans la région des démangeaisons... ☐
Autre... ☐

Avez-vous aussi les sensations suivantes ?

Sensation	0 (aucun)	1 (léger)	2 (modéré)	3 (intense)
Picotements				
Chatouillements				
Sensation de fourmis grimpantes				
Coups de couteaux				
Pincements				
Sensation de brûlure				
Sensation de morsure				
Frôlements				

4. Intensité des démangeaisons

Quelle est l'intensité de vos démangeaisons sur une échelle de 0 à 10 ?
(0 : absence de démangeaison ; 10 : les pires démangeaisons que vous puissiez imaginer)

aucune démangeaison   pires démangeaisons

Intensité	0	1	2	3	4	5	6	7	8	9	10
Maintenant											
Dans le pire moment											
Dans le meilleur moment											
En moyenne											

5. Effet des activités quotidiennes sur les démangeaisons

Quel est l'effet des activités quotidiennes sur vos démangeaisons ?

Effet	Aggrave	Sans effet	Soulage
Sommeil			
Repos			
Activité			
Position couchée			
Position assise			
Stress			
Fatigue			
Alimentation			
Effort physique			
Sécheresse de la peau			
Eau chaude			
Eau froide			
Transpiration			
Température ambiante froide			
Température ambiante chaude			
Certains vêtements			

Est-ce que la sensation de douleur atténue vos démangeaisons ?
Oui... ☐
Non.. ☐

6. Grattage

Vous grattez-vous ?
Non... ☐
Rarement.. ☐
Souvent.. ☐
Très souvent... ☐

Si oui, le fait de vous gratter est :
Très agréable.. ☐
Modérément agréable... ☐
Neutre... ☐
Modérément désagréable.. ☐
Très désagréable... ☐

Qu'utilisez-vous pour vous gratter ?

ANNEXES

Deuxième partie, à remplir par le <u>médecin</u>

Antécédents médicaux, chirurgicaux, psychiatriques :

Traitement en cours :

Pathologie à l'origine du prurit :

Existence de lésions de grattage : oui.....☐   non.....☐

Si oui :

Lichénification :	oui..........................☐	non............................☐
Excoriations :	superficielles...................☐	profondes....................☐
	linéaires..........................☐	non linéaires.................☐
	rares..............................☐	nombreuses..................☐
Papules de prurigo :	oui..............................☐	non............................☐

Bibliographie

[1] U. Darsow, E. Scharein, D. Simon, G. Walter, B. Bromm, and J. Ring, "New aspects of itch pathophysiology : component analysis of atopic itch using the 'Eppendorf Itch Questionnaire'," *Int. Arch. Allergy Immunol.*, vol. 124, pp. 326–331, 2001.

[2] L. Misery, *Encyl Med Chir, dermatologie*, 2006, vol. Prurit.

[3] "Item 329 : pruritus," *Ann Dermatol Venereol*, vol. 135, pp. 222–227, 2008.

[4] G. Yosipovitch, "Pruritus," *Current Problems in dermatology*, vol. 15, issue 4, pp. 143–164, 2003.

[5] F. Dalgard, A. Svensson, J. . Holm, and J. Sundby, "Self-reported skin complaints : validation of a questionnaire for population surveys," *Br. J. Dermatol.*, vol. 149, pp. 794–800, 2003.

[6] ——, "Self-reported skin morbidity in Oslo. Associations with sociodemographic factors among adults in a cross-sectional study," *Br. J. Dermatol.*, vol. 151, pp. 452–457, 2004.

[7] U. Matterne, T. Strassner, C. J. Apfelbacher, T. L. Diepgen, and E. Weisshaar, "Measuring the prevalence of chronic itch in the general population : development and validation of a questionnaire for use in large-scale studies," *Acta Derm. Venereol.*, vol. 89, pp. 250–256, 2009.

[8] A. Reich, E. Hrehorow, and J. C. Szepietowski, "Pruritus is an important factor negatively influencing the well-being of psoriatic patients," *Acta Derm. Venereol.*, vol. 90, pp. 257–263, 2010.

[9] L. Misery, "Specific pathways of pruritus ?" *Ann Dermatol Venereol*, vol. 132, p. 1007, 2005.

[10] M. Schmelz, R. Schmidt, A. Bickel, H. O. Handwerker, and H. E. Torebjork, "Specific C-receptors for itch in human skin," *J. Neurosci.*, vol. 17, pp. 8003–8008, 1997.

[11] A. Ikoma, "Neuroanatomy of itch," *Pruritus. Springer*, pp. 3–6, 2010.

[12] J. Wallengren, "Neuroanatomy and neurophysiology of itch," *Dermatol Ther*, vol. 18, pp. 292–303, 2005.

[13] T. Patel and G. Yosipovitch, "Central transmission : from skin to brain," *Pruritus. Springer*, pp. 23–26, 2010.

[14] A. Ikoma, M. Steinhoff, S. Stander, G. Yosipovitch, and M. Schmelz, "The neurobiology of itch," *Nat. Rev. Neurosci.*, vol. 7, pp. 535–547, 2006.

[15] "Understanding the skin," *Ann Dermatol Venereol*, vol. 132, pp. 7–8, 2005.

[16] G. Yosipovitch, Y. Ishiuji, T. S. Patel, M. I. Hicks, Y. Oshiro, R. A. Kraft, E. Winnicki, and R. C. Coghill, "The brain processing of scratching," *J. Invest. Dermatol.*, vol. 128, pp. 1806–1811, 2008.

[17] R. Paus, M. Schmelz, T. Biro, and M. Steinhoff, "Frontiers in pruritus research : scratching the brain for more effective itch therapy," *J. Clin. Invest.*, vol. 116, pp. 1174–1186, 2006.

[18] U. Darsow, F. Pfab, M. Valet, J. Huss-Marp, H. Behrendt, J. Ring, and S. Stander, "Pruritus and Atopic Dermatitis," *Clin Rev Allergy Immunol*, 2011.

[19] F. Pfab, M. Valet, T. Sprenger, T. R. Toelle, G. I. Athanasiadis, H. Behrendt, J. Ring, and U. Darsow, "Short-term alternating temperature enhances histamine-induced itch : a biphasic stimulus model," *J. Invest. Dermatol.*, vol. 126, pp. 2673–2678, 2006.

[20] M. Metz and S. Stander, "Chronic pruritus–pathogenesis, clinical aspects and treatment," *J Eur Acad Dermatol Venereol*, vol. 24, pp. 1249–1260, Nov 2010.

[21] M. Metz, S. Grundmann, and S. Stander, "Pruritus : an overview of current concepts," *Vet. Dermatol.*, vol. 22, pp. 121–131, 2011.

[22] R. Twycross, M. W. Greaves, H. Handwerker, E. A. Jones, S. E. Libretto, J. C. Szepietowski, and Z. Zylicz, "Itch : scratching more than the surface," *QJM*, vol. 96, pp. 7–26, 2003.

[23] M. Schmelz, "Modulation of pruritus : peripheral and central sensitisation," *Pruritus. Springer*, pp. 27–31, 2010.

[24] S. Stander, M. Steinhoff, M. Schmelz, E. Weisshaar, D. Metze, and T. Luger, "Neurophysiology of pruritus : cutaneous elicitation of itch," *Arch Dermatol*, vol. 139, pp. 1463–1470, 2003.

[25] S. Stander and T. Luger, "Neuroreceptors and neuromediators," *Pruritus. Springer*, pp. 7–11, 2010.

[26] G. Yosipovitch, "Recent advances in pruritus - what we have learned and where are we headed," *F1000 Med Rep*, vol. 2, 2010.

[27] B. Bromm, E. Scharein, U. Darsow, and J. Ring, "Effects of menthol and cold on histamine-induced itch and skin reactions in man," *Neurosci. Lett.*, vol. 187, pp. 157–160, 1995.

[28] L. Misery, "Pruritus, pain and another abnormal skin sensations," *Pruritus. Springer*, pp. 65–67, 2010.

[29] G. Yosipovitch, E. Carstens, and F. McGlone, "Chronic itch and chronic pain : Analogous mechanisms," *Pain*, vol. 131, pp. 4–7, 2007.

[30] M. Schmelz, "Itch and pain," *Neurosci Biobehav Rev*, vol. 34, pp. 171–176, 2010.

[31] ——, "Itch–mediators and mechanisms," *J. Dermatol. Sci.*, vol. 28, pp. 91–96, 2002.

[32] S. Stander and M. Schmelz, "Chronic itch and pain–similarities and differences," *Eur J Pain*, vol. 10, pp. 473–478, 2006.

[33] M. Schmelz, "Interaction of pruritus and pain," *Pruritus. Springer*, pp. 33–36, 2010.

[34] L. Misery, J. Wallengren, E. Weisshaar, and A. Zalewska, "Validation of diagnosis criteria of functional itch disorder or psychogenic pruritus," *Acta Derm. Venereol.*, vol. 88, pp. 503–504, 2008.

[35] S. Stander, E. Weisshaar, T. Mettang, J. C. Szepietowski, E. Carstens, A. Ikoma, N. V. Bergasa, U. Gieler, L. Misery, J. Wallengren, U. Darsow, M. Streit, D. Metze, T. A. Luger, M. W. Greaves, M. Schmelz, G. Yosipovitch, and J. D. Bernhard, "Clinical classification of itch : a position paper of the International Forum for the Study of Itch," *Acta Derm. Venereol.*, vol. 87, pp. 291–294, 2007.

[36] J. Wallengren, "Measurment of itch," *Pruritus. Springer*, pp. 48–49, 2010.

[37] C. S. Murray and J. L. Rees, "Are subjective accounts of itch to be relied on? The lack of relation between visual analogue itch scores and actigraphic measures of scratch," *Acta Derm. Venereol.*, vol. 91, pp. 18–23, 2011.

[38] C. J. Majeski, J. A. Johnson, S. N. Davison, and C. J. Lauzon, "Itch Severity Scale : a self-report instrument for the measurement of pruritus severity," *Br. J. Dermatol.*, vol. 156, pp. 667–673, 2007.

[39] C. Blome, M. Augustin, D. Siepmann, N. Q. Phan, S. J. Rustenbach, and S. Stander, "Measuring patient-relevant benefits in pruritus treatment : development and validation of a specific outcomes tool," *Br. J. Dermatol.*, vol. 161, pp. 1143–1148, 2009.

[40] S. Elman, L. S. Hynan, V. Gabriel, and M. J. Mayo, "The 5-D itch scale : a new measure of pruritus," *Br. J. Dermatol.*, vol. 162, pp. 587–593, 2010.

[41] N. S. Desai, G. B. Poindexter, Y. M. Monthrope, S. E. Bendeck, R. A. Swerlick, and S. C. Chen, "A pilot quality-of-life instrument for pruritus," *J. Am. Acad. Dermatol.*, vol. 59, pp. 234–244, 2008.

[42] R. Melzack, "The McGill Pain Questionnaire : major properties and scoring methods," *Pain*, vol. 1, pp. 277–299, 1975.

[43] ——, "The short-form McGill Pain Questionnaire," *Pain*, vol. 30, pp. 191–197, 1987.

[44] G. Yosipovitch, I. Zucker, G. Boner, U. Gafter, Y. Shapira, and M. David, "A questionnaire for the assessment of pruritus : validation in uremic patients," *Acta Derm. Venereol.*, vol. 81, pp. 108–111, May 2001.

[45] G. Yosipovitch, A. Goon, J. Wee, Y. H. Chan, and C. L. Goh, "The prevalence and clinical characteristics of pruritus among patients with extensive psoriasis," *Br. J. Dermatol.*, vol. 143, pp. 969–973, 2000.

[46] G. Yosipovitch, N. Ansari, A. Goon, Y. H. Chan, and C. L. Goh, "Clinical characteristics of pruritus in chronic idiopathic urticaria," *Br. J. Dermatol.*, vol. 147, pp. 32–36, 2002.

[47] A. T-J Goon, G. Yosipovitch, Y. H. Chan, and C. L. Goh, "Clinical characteristics of generalized idiopathic pruritus in patients from a tertiary referral center in Singapore," *Int. J. Dermatol.*, vol. 46, pp. 1023–1026, 2007.

[48] M. Parent-Vachon, L. K. Parnell, G. Rachelska, L. Lasalle, and B. Nedelec, "Cross-cultural adaptation and validation of the Questionnaire for Pruritus Assessment for use in the French Canadian burn survivor population," *Burns*, vol. 34, pp. 71–92, 2008.

[49] M. I. Duque, G. Yosipovitch, Y. H. Chan, R. Smith, and P. Levy, "Itch, pain, and burning sensation are common symptoms in mild to moderate chronic venous insufficiency with an impact on quality of life," *J. Am. Acad. Dermatol.*, vol. 53, pp. 504–508, 2005.

[50] C. Haest, M. P. Casaer, A. Daems, B. De Vos, E. Vermeersch, M. A. Morren, W. Van Steenbergen, J. L. Ceuppens, and P. Moons, "Measurement of itching : Validation of the Leuven Itch Scale," *Burns*, 2011.

[51] B. Amatya, G. Wennersten, and K. Nordlind, "Patients' perspective of pruritus in chronic plaque psoriasis : a questionnaire-based study," *J Eur Acad Dermatol Venereol*, vol. 22, pp. 822–826, 2008.

[52] F. Sampogna, P. Gisondi, C. F. Melchi, P. Amerio, G. Girolomoni, and D. Abeni, "Prevalence of symptoms experienced by patients with different clinical types of psoriasis," *Br. J. Dermatol.*, vol. 151, pp. 594–599, 2004.

[53] D. Sheffield, P. L. Biles, H. Orom, W. Maixner, and D. S. Sheps, "Race and sex differences in cutaneous pain perception," *Psychosom Med*, vol. 62, pp. 517–523, 2000.

[54] H. Williams, P. Burney, A. Pembroke, and R. Hay, "Validation off the uk diagnostic criteria for atopic dermatitis in a population setting. uk diagnostic criteria for atopic dermatitis working party," *Br. J. Dermatol.*, vol. 135 (1), pp. 12–7, 1996.

[55] M. Toyoda, M. Nakamura, and T. Makino, "Nerve growth factor and substance p are useful plasma markers of disease activity in atopic dermatitis," *Br. J. Dermatol.*, vol. 147, pp. 71–79, 2002.

[56] A. Ikoma, H. Handwerker, and Y. Miyachi, "Electrically evoked itch in humans," *Pain*, vol. 113, pp. 148–154, 2005.

[57] D. Chrostowska-Plak, J. Salomon, A. Reich, and J. C. Szepietowski, "Clinical aspects of itch in adult atopic dermatitis patients," *Acta Derm. Venereol.*, vol. 89, pp. 379–383, 2009.

[58] F. Prignano, F. Ricceri, L. Pescitelli, and T. Lotti, "Itch in psoriasis : epidemiology, clinical aspects and treatment options," *Clin Cosmet Investig Dermatol*, vol. 2, pp. 9–13, 2009.

[59] E. W. Monroe, "Chronic urticaria : review of nonsedating H1 antihistamines in treatment," *J. Am. Acad. Dermatol.*, vol. 19, pp. 842–849, 1988.

[60] G. Yosipovitch, A. T. Goon, J. Wee, Y. H. Chan, I. Zucker, and C. L. Goh, "Itch characteristics in Chinese patients with atopic dermatitis using a new questionnaire for the assessment of pruritus," *Int. J. Dermatol.*, vol. 41, pp. 212–216, 2002.

[61] A. Dawn, A. D. Papoiu, Y. H. Chan, S. R. Rapp, N. Rassette, and G. Yosipovitch, "Itch characteristics in atopic dermatitis : results of a web-based questionnaire," *Br. J. Dermatol.*, vol. 160, pp. 642–644, 2009.

[62] E. Weisshaar, M. J. Kucenic, and A. B. Fleischer, "Pruritus : a review," *Acta Derm Venereol Suppl (Stockh)*, pp. 5–32, 2003.

[63] P. Arck and R. Paus, "From the brain-skin connection : the neuroendocrine-immune misalliance of stress and itch," *Neuroimmunomodulation*, vol. 13, pp. 347–356, 2006.

[64] J. Hanifin and G. Rajka, "Diagnostic features of atopic dermatitis," *Acta Derm Venereol*, vol. Suppl 29, pp. 44–47, 1980.

[65] J. L. O'Neill, Y. H. Chan, S. R. Rapp, and G. Yosipovitch, "Differences in Itch Characteristics Between Psoriasis and Atopic Dermatitis Patients : Results of a Web-based Questionnaire," *Acta Derm Venereol*, 2011.

[66] B. W. Tran, A. D. Papoiu, C. V. Russoniello, H. Wang, T. S. Patel, Y. H. Chan, and G. Yosipovitch, "Effect of itch, scratching and mental stress on autonomic nervous system function in atopic dermatitis," *Acta Derm. Venereol.*, vol. 90, pp. 354–361, 2010.

[67] J. Wallengren, "Secondary reactive conditions in pruritic skin," *Pruritus. Springer*, pp. 129–136, 2010.

[68] B. Amatya and K. Nordlind, "Focus groups in Swedish psoriatic patients with pruritus," *J. Dermatol.*, vol. 35, pp. 1–5, 2008.

[69] C. Bilac, A. T. Ermertcan, D. B. Bilac, A. Deveci, and G. D. Horasan, "The relationship between symptoms and patient characteristics among psoriasis patients," *Indian J Dermatol Venereol Leprol*, vol. 75, p. 551, 2009.

[70] J. C. Szepietowski, A. Reich, and B. Winicka, "Itching in patients suffering from psoriasis," *Acta Dermatovenerol Croat*, vol. 10, pp. 221–226, 2002.

[71] A. Reich, K. Welz-Kubiak, and J. C. Szepietowski, "Pruritus Differences Between Psoriasis and Lichen Planus," *Acta Derm Venereol*, 2011.

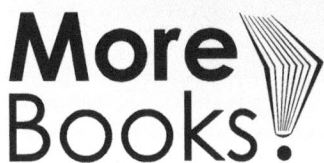
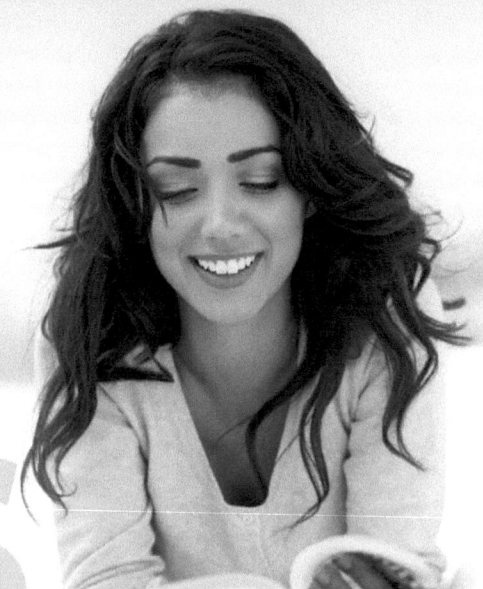

Oui, je veux morebooks!

i want morebooks!

Buy your books fast and straightforward online - at one of world's fastest growing online book stores! Environmentally sound due to Print-on-Demand technologies.

Buy your books online at
www.get-morebooks.com

Achetez vos livres en ligne, vite et bien, sur l'une des librairies en ligne les plus performantes au monde!
En protégeant nos ressources et notre environnement grâce à l'impression à la demande.

La librairie en ligne pour acheter plus vite
www.morebooks.fr

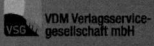

VDM Verlagsservicegesellschaft mbH
Heinrich-Böcking-Str. 6-8   Telefon: +49 681 3720 174   info@vdm-vsg.de
D - 66121 Saarbrücken   Telefax: +49 681 3720 1749   www.vdm-vsg.de

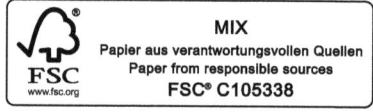

Printed by Books on Demand GmbH, Norderstedt / Germany